全国医药中等职业教育药学类"十四五"规划教材（第三轮）

供药剂、中药学类相关专业使用

天然药物化学基础（第2版）

主　编　欧绍淑　花闻钊

副主编　杨　周　杨小莹　张志勇

编　者　（以姓氏笔画为序）

冯春驰（玉林市卫生学校）

花闻钊（广东省湛江卫生学校）

杨　周（广东省湛江卫生学校）

杨小莹（广东省新兴中药学校）

岑嘉莹（广东省湛江卫生学校）

张志勇（广东省新兴中药学校）

欧绍淑（广东省湛江卫生学校）

符少莲（广东省湛江卫生学校）

梁锦杰（广东云浮中医药职业学院）

U0206163

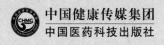

中国健康传媒集团

中国医药科技出版社

内 容 提 要

　　本书是"全国医药中等职业教育药学类'十四五'规划教材（第三轮）"之一，系根据本套教材的编写指导思想和原则要求，结合专业培养目标和本课程的教学目标、内容与任务要求编写而成。内容包括天然药物中各类化学成分的结构特点、理化性质、提取、分离和检识方法的理论知识、操作技术及实际应用等。本教材为书网融合教材，即纸质教材有机融合电子教材、教学配套资源（PPT、微课、视频等）、题库系统、数字化教学服务（在线教学、在线考试、在线作业），使教材内容更加立体、生动、形象、便教易学。

　　本书可供全国医药卫生类中等职业学校药剂、中药学类相关专业教学使用，也可以供职业院校"3＋2"（三二分段及五年一贯制）药学类专业使用。

图书在版编目（CIP）数据

天然药物化学基础/欧绍淑，花闻钊主编. —2 版. —北京：中国医药科技出版社，2020. 12
全国医药中等职业教育药学类"十四五"规划教材. 第三轮
ISBN 978 - 7 - 5214 - 2126 - 2

Ⅰ. ①天… Ⅱ. ①欧… ②花… Ⅲ. ①生物制品 - 药物化学 - 中等专业学校 - 教材 Ⅳ.
①R284

中国版本图书馆 CIP 数据核字（2020）第 235951 号

美术编辑 陈君杞
版式设计 友全图文

出版　**中国健康传媒集团** | 中国医药科技出版社
地址　北京市海淀区文慧园北路甲 22 号
邮编　100082
电话　发行：010 - 62227427　邮购：010 - 62236938
网址　www. cmstp. com
规格　787mm×1092mm $\frac{1}{16}$
印张　12
字数　248 千字
初版　2015 年 2 月第 1 版
版次　2020 年 12 月第 2 版
印次　2023 年 11 月第 4 次印刷
印刷　三河市航远印刷有限公司
经销　全国各地新华书店
书号　ISBN 978 - 7 - 5214 - 2126 - 2
定价　**42.00 元**

获取新书信息、投稿、为图书纠错，请扫码联系我们。

出版说明

2011 年，中国医药科技出版社根据教育部《中等职业教育改革创新行动计划（2010—2012 年）》精神，组织编写出版了"全国医药中等职业教育药学类专业规划教材"；2016 年，根据教育部 2014 年颁发的《中等职业学校专业教学标准（试行）》等文件精神，修订出版了第二轮规划教材"全国医药中等职业教育药学类'十三五'规划教材"，受到广大医药卫生类中等职业院校师生的欢迎。为了进一步提升教材质量，紧跟职教改革形势，根据教育部颁发的《国家职业教育改革实施方案》（国发〔2019〕4 号）、《中等职业学校专业教学标准（试行）》（教职成厅函〔2014〕48 号）精神，中国医药科技出版社有限公司经过广泛征求各有关院校及专家的意见，于 2020 年 3 月正式启动了第三轮教材的编写工作。在教育部、国家药品监督管理局的领导和指导下，在本套教材建设指导委员会专家的指导和顶层设计下，中国医药科技出版社有限公司组织全国 60 余所院校 300 余名教学经验丰富的专家、教师精心编撰了"全国医药中等职业教育药学类'十四五'规划教材（第三轮）"，该套教材付梓出版。

本套教材共计 42 种，全部配套"医药大学堂"在线学习平台。主要供全国医药卫生中等职业院校药学类专业教学使用，也可供医药卫生行业从业人员继续教育和培训使用。

本套教材定位清晰，特点鲜明，主要体现如下几个方面。

1. 立足教改，适应发展

为了适应职业教育教学改革需要，教材注重以真实生产项目、典型工作任务为载体组织教学单元。遵循职业教育规律和技术技能型人才成长规律，体现中职药学人才培养的特点，着力提高药学类专业学生的实践操作能力。以学生的全面素质培养和产业对人才的要求为教学目标，按职业教育"需求驱动"型课程建构的过程，进行任务分析。坚持理论知识"必需、够用"为度。强调教材的针对性、实用性、条理性和先进性，既注重对学生基本技能的培养，又适当拓展知识面，实现职业教育与终身学习的对接，为学生后续发展奠定必要的基础。

2. 强化技能，对接岗位

教材要体现中等职业教育的属性，使学生掌握一定的技能以适应岗位的需要，具有一定的理论知识基础和可持续发展的能力。理论知识把握有度，既要给学生学习和掌握技能奠定必要的、足够的理论基础，也不要过分强调理论知识的系统性和完整性；

注重技能结合理论知识，建设理论－实践一体化教材。

3. 优化模块，易教易学

设计生动、活泼的教学模块，在保持教材主体框架的基础上，通过模块设计增加教材的信息量和可读性、趣味性。例如通过引入实际案例以及岗位情景模拟，使教材内容更贴近岗位，让学生了解实际岗位的知识与技能要求，做到学以致用；"请你想一想"模块，便于师生教学的互动；"你知道吗"模块适当介绍新技术、新设备以及科技发展新趋势、行业职业资格考试与现代职业发展相关知识，为学生后续发展奠定必要的基础。

4. 产教融合，优化团队

现代职业教育倡导职业性、实践性和开放性，职业教育必须校企合作、工学结合、学作融合。专业技能课教材，鼓励吸纳 1～2 位具有丰富实践经验的企业人员参与编写，确保工作岗位上的先进技术和实际应用融入教材内容，更加体现职业教育的职业性、实践性和开放性。

5. 多媒融合，数字增值

为适应现代化教学模式需要，本套教材搭载"医药大学堂"在线学习平台，配套以纸质教材为基础的多样化数字教学资源（如课程 PPT、习题库、微课等），使教材内容更加生动化、形象化、立体化。此外，平台尚有数据分析、教学诊断等功能，可为教学研究与管理提供技术和数据支撑。

编写出版本套高质量教材，得到了全国各相关院校领导与编者的大力支持，在此一并表示衷心感谢。出版发行本套教材，希望得到广大师生的欢迎，并在教学中积极使用和提出宝贵意见，以便修订完善，共同打造精品教材，为促进我国中等职业教育医药类专业教学改革和人才培养作出积极贡献。

全国医药中等职业教育药学类"十四五"规划教材（第三轮）

——◦ 建设指导委员会名单 ◦——

苏兰宜　江西省医药学校　　　　　杨永庆　天水市卫生学校

李　芳　珠海市卫生学校　　　　　李应军　四川省食品药品学校

李桂兰　江西省医药学校　　　　　李桂荣　山东药品食品职业学院

李承革　四川省食品药品学校　　　何　红　江西省医药学校

张　玲　山东药品食品职业学院　　张一帆　山东药品食品职业学院

张小明　四川省食品药品学校　　　陈　静　江西省医药学校

林　勇　江西省医药学校　　　　　林　楠　上海市医药学校

欧阳小青　广东省食品药品职业技术学校　欧绍淑　广东省湛江卫生学校

尚金燕　山东药品食品职业学院　　罗　翀　湖南食品药品职业学院

罗玲英　江西省医药学校　　　　　周　容　四川省食品药品学校

郑小吉　广东省江门中医药学校　　柯宇新　广东省食品药品职业技术学校

赵　磊　四川省食品药品学校　　　赵珍东　广东省食品药品职业技术学校

秦胜红　四川省食品药品学校　　　贾效彬　亳州中药科技学校

夏玉玲　四川省食品药品学校　　　高　娟　山东药品食品职业学院

高丽丽　江西省医药学校　　　　　郭常文　四川省食品药品学校

黄　瀚　湖南食品药品职业学院　　常光萍　上海市医药学校

崔　艳　上海市医药学校　　　　　董树裔　上海市医药学校

鲍　娜　湖南食品药品职业学院

全国医药中等职业教育药学类"十四五"规划教材（第三轮）

◦ 评审委员会名单 ◦

数字化教材编委会

主　编　欧绍淑　花闻钊

副主编　杨　周　杨小莹　张志勇

编　者　（以姓氏笔画为序）

冯春驰（玉林市卫生学校）

花闻钊（广东省湛江卫生学校）

杨　周（广东省湛江卫生学校）

杨小莹（广东省新兴中药学校）

岑嘉莹（广东省湛江卫生学校）

张志勇（广东省新兴中药学校）

欧绍淑（广东省湛江卫生学校）

符少莲（广东省湛江卫生学校）

梁锦杰（广东云浮中医药职业学院）

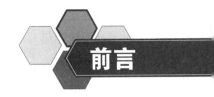

　　《天然药物化学基础》是药剂、中药学类相关专业技能课教材，其主要内容包括天然药物中各类化学成分的结构特点、理化性质、提取、分离和检识方法的理论知识、操作技术及实际应用等。学习本课程教材，主要为学习后续相关专业课程或从事天然药物提取、分离、检识和鉴定岗位工作奠定专业理论知识和技能基础。

　　本教材根据中等职业教育药学类专业培养目标和主要就业方向及职业能力要求，按照本套教材编写指导思想和原则要求，结合本课程教学大纲，由从事教学和生产一线的教师悉心编写而成。本教材是中国职业技术教育学会教学工作委员会2019—2020年度职业教育教学改革课题《卫生类护理、药学专业中高职贯通人才培养方案的探讨》的成果之一（项目编号：1900221）。本教材编写过程中，坚持深入贯彻落实《国家职业教育改革实施方案》（国发〔2019〕4号）、《中等职业学校专业教学标准（试行）》（教职成厅函〔2014〕48号）精神，适应"1＋X"证书制度试点工作的需要，促进产教融合校企"双元"育人，紧密结合国家药学领域的最新法规和要求，突出本套教材具体修订编写基本指导思想和原则要求。

　　1. 贴近实际，易教易学　教材编写力求贴近学生、贴近教学、贴近实际。根据中职学生的实际认知水平，新版教材尽量降低难度。理论知识以"必须，够用"为度，注重基本知识、基本理论和基本技能的培养。适当删减"繁、难、杂"的内容，以减轻学生负担；教材编写多采用表格、流程和图示等直观的方式，以增强可读性；通过设计丰富的栏目模块，如"岗位情景模拟""你知道吗""请你想一想"等，增强教材的实用性和趣味性，使学生易学易懂，教师好用乐用。新版教材不但结构新颖，而且有利于推动本课程实施案例教学、一体化教学和项目教学改革，充分体现以学生为主体的新教学理念。

　　2. 强化技能，对接岗位　在充分调研岗位任务和职业标准的基础上编写教材，使学生更好地了解所学知识在对应岗位群中的实际应用。教材内容和目标检测注重与职业资格证书考试接轨。教材编写突出实训指导，注重培养学生对各类型天然药物有效成分的提取、分离和检识的基本操作技能；通过设计合理可行的实训考核项目及评分标准，强化操作训练，促进技能达标。在提高学生的实践能力的同时，培养学生严谨求实的工作作风，突出学生综合职业能力的培养。

3. 产教融合，优化团队　组建教材编写团队时，注重吸纳有岗位实践经验的教师参与。在编写教材时注重产教融合，充分了解医药企业相关岗位工作任务、工作流程、先进技术，并融入教材编写之中，使教材编写能更好地体现职业性、实践性和开放性。

4. 多媒体融合，数字化教学　本教材各章节编写配套"医药大学堂"在线学习平台。在编写纸质教材的同时，建设有与纸质教材配套的数字化教学资源（如PPT、习题库、章节小结微课、重点知识微课和实训技能微课等），使教材内容更加生动化、形象化，有助于实现信息化教学。本教材实践实训都配有微课指导，扫描二维码可观看。

本教材按64学时编写，其中理论40学时，实践24学时。全书编写任务由欧绍淑（第一章、实训指导、综合技能操作考核样题1和样题2）、杨小莹（第二章和实训一）、符少莲（第三章和实训二）、梁锦杰（第四章和附录）、杨周（第五章、实训三、综合技能操作考核样题3、样题4和样题5）、岑嘉莹（第六章）、冯春驰（第七章、第十一章）、张志勇（第八章和第九章）、花闻钊（第十章、实训常用仪器和基本操作、实训四、综合技能操作考核样题6、样题7、样题8）共同完成，并由各位老师完成相应章节的数字化教学资源。

本次编写中参阅并引用了有关著作和部分教材，在此向原作者及出版社深表敬意和感谢！同时本教材的编写得到了各位编者所在学校及同行的热情鼓励和大力支持，在此一并致谢！

尽管我们进行了认真细致的编写工作，但由于编者水平所限，错漏之处在所难免，敬请广大读者予以批评指正，以待进一步修订完善。

编　者
2020年10月

目录

1. 掌握天然药物化学的性质及主要研究内容。
2. 熟悉天然药物中化学成分的主要类型。

1. 掌握溶剂提取法的原理，溶剂和提取方法的选择；两相溶剂萃取法、沉淀法、结晶与重结晶法的原理、操作技术和注意事项。
2. 熟悉吸附薄层色谱法和纸色谱法的原理、操作技术和应用。

1. 掌握生物碱的含义、结构特点、溶解性、碱性以及酸溶碱沉淀提取方法。

2. 熟悉生物碱沉淀反应检识方法及生物碱单体分离的依据。

1. 掌握糖和苷类化合物的分类、理化性质和检识方法。

2. 熟悉糖和苷类化合物的基本结构特点、提取原理及方法。

1. 掌握黄酮类化合物的理化性质、检识方法及提取分离方法。

2. 熟悉黄酮类化合物的定义、结构类型、分类依据及其特点。

1. 掌握蒽醌类化合物的结构特点、理化性质和检识方法。

2. 熟悉蒽醌类化合物的结构分类、提取与分离方法。

1. 掌握香豆素类化合物的定义、结构特点、理化性质和化学检识方法。

2. 熟悉香豆素类化合物的结构分类、提取与分离方法。

1. 掌握强心苷的概念、生物活性、结构类型、性质与检识方法。

2. 熟悉强心苷的结构组成与分类。

1. 掌握皂苷类化合物及其特点、理化性质、检识与提取方法。

2. 熟悉皂苷的结构与分类。

● 1. 掌握萜类化合物的定义和分类方法；挥发油的定义、化学组成、理化性质以及水蒸气蒸馏提取法。

● 2. 熟悉单萜、倍半萜和三萜的分布；挥发油的其他提取方法。

● 1. 掌握鞣质、蛋白质的除去方法。

● 2. 熟悉鞣质、氨基酸、蛋白质的定义、理化性质和检识方法。

第一章 绪 论

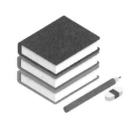

学习目标

知识要求

1. **掌握** 天然药物化学的性质及主要研究内容。
2. **熟悉** 天然药物化学成分的主要类型。
3. **了解** 学习天然药物化学的目的和意义。

能力要求

  通过本课程的学习，熟练掌握天然药物化学成分的提取、分离和检识的方法及技能。

岗位情景模拟

  情景描述 在 20 世纪 60 年代，为了寻找能够治疗疟疾用以替代已经出现耐药性的一线抗疟药氯喹的新药，屠呦呦带领其科研攻关团队，在非常艰苦的条件下，对成千上万药方、中草药及其提取物进行了筛查。其间经历了 190 次失败。后来，屠呦呦受到葛洪《肘后备急方》中"青蒿一握，水一升渍，绞取汁服"这一描述的启发，分析了实验失败的原因很可能是由于提取温度过高而破坏了青蒿的有效成分，于是改用了乙醚冷浸的方法进行低温提取，终于在 1971 年成功地从黄花蒿中提取出"191 号"对疟原虫的抑制率达 100% 的提取物，继而又分离出有效成分"青蒿素"，并且很快通过了临床验证。青蒿素的发现挽救了全球特别是发展中国家数百万人的生命，让全球数亿人受益，屠呦呦也因此荣获 2015 年诺贝尔生理学或医学奖。

  讨论 在这一故事中，提到了"提取、分离、有效成分"等关键词，这与我们接下来要学习的"天然药物化学基础"这门学科有什么关系呢？从故事中，同学们是否也感受到了知识的力量和魅力以及科学家的责任与担当呢？

第一节 概述

PPT

一、天然药物化学的性质及主要内容

  天然药物化学是运用现代科学理论、方法和技术研究天然药物中化学成分的一门学科。其主要内容包括天然药物化学成分的结构特征、理化性质、提取、分离、检识方法与技术以及主要类型化学成分的结构鉴定等知识。

二、天然药物的来源

  天然药物来源于大自然，是药物的重要组成部分。古人在长期的生产活动及与疾

病斗争的实践中，对天然药物的应用积累了丰富的经验。在我国，天然药物又称中药、中草药，天然药物主要来源于植物、动物、矿物、微生物和海洋生物等，其中以植物来源为主，种类繁多。我国天然药物资源丰富，素有天然药物王国的称号，在国际上享有很高的声誉。以中草药为例，《本草纲目》（明·李时珍著）中记载了1892种，《中华药海》（1994年出版）中收载了8000余种。我国于20世纪80年代完成的第三次全国中药资源普查表明现有天然药物资源达12807种，其中药用植物11146种，约占全部种类的87%；药用动物1581种，占12%；药用矿物80种，占1%。2011年，我国启动了第四次全国中药资源普查，全面系统地对特色中药资源的产量、分布、生产措施、社会经济环境等信息进行调查，建立了中药资源动态监测及网络共享数据库系统，为进一步开发和研究天然药物提供了雄厚的物质基础。

三、天然药物中的有效成分

天然药物中所含的化学成分种类繁多且结构复杂，往往一种天然药物中含有多种化学成分，且大多数为有机化合物。

1. 有效成分　通常把具有一定生物活性、有治疗作用，可以用分子式和结构式表示，并具有一定物理常数（如熔点、沸点、旋光度、溶解度等）的单体化合物称为有效成分或活性成分。在多数情况下，把天然药物中所含的比较特殊的化学成分，如生物碱、黄酮、蒽醌、香豆素、强心苷、皂苷、挥发油等视为有效成分。有效成分是天然药物防治疾病的物质基础。　🅔 微课

2. 有效部分　尚未提纯为单体化合物又含有有效成分的混合物，称为有效部分或有效部位。如天然药物乙醇提取液、人参总皂苷、银杏总黄酮等。

3. 无效成分　通常把与有效成分共存的其他化学成分，称为无效成分或杂质，如鞣质、多糖、蛋白质为水溶性杂质，树脂、油脂、蜡、叶绿素等为脂溶性杂质。

有效成分、有效部位和无效成分之间的关系可用下列工艺流程表示。

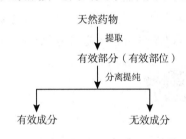

你知道吗

有效成分的相对性和多样性

有效成分和无效成分的划分只是相对而言。例如鞣质，在多数中草药中对治疗疾病不起作用，被视为无效成分。而在地榆、五倍子等中草药中，因具有收敛、止血和抗菌消炎作用，被视为有效成分。随着科学不断发展，有些过去认为是无效成分，如某些多糖、蛋白质，在人参、天花粉等中药中发现其分别具有抗癌、引产等活性，而列为有效成分。另外，有效成分具有多样性，一种天然药物往往含有多种有效成分，

可有多种临床用途。如：天然药物阿片中的吗啡具有镇痛作用，罂粟碱具有解痉作用，而可待因具有止咳作用，这三种成分是阿片具有不同临床用途的主要原因。

重点知识回顾

1. 天然药物化学的性质 运用现代科学理论、方法与技术研究天然药物中化学成分的一门学科。

2. 天然药物化学主要内容 包括天然药物化学成分的结构特征、理化性质、提取、分离、检识方法与技术以及主要类型化学成分的结构鉴定等知识。

3. 有效成分 通常把具有一定生物活性、有治疗作用，可以用分子式和结构式表示，并具有一定物理常数（如熔点、沸点、旋光度、溶解度等）的单体化合物称为有效成分或活性成分。

第二节 天然药物化学成分的主要类型

PPT

动植物体在生长过程中，形成了多种化学物质。其中有些是维持其生长的必需物质，如糖类、蛋白质、油脂、色素、无机盐等，这些成分大多是天然药物中共有的一般成分，临床用途不大，通常被视为无效成分。在提取分离有效成分时，必须考虑其存在及影响，或者要想办法除去（杂质除去方法见图 1-1）。而另外一些物质则是天然药物在生长过程中所产生的特殊成分，如生物碱、苷类、萜类、甾体类、挥发油、有机酸等。这些成分并非所有的天然药物中都有，而是存在于不同天然药物的不同部位，大多具有生物活性，是天然药物防治疾病的主要物质基础。常见天然药物化学成分的主要类型及溶解性见表 1-1 和表 1-2。

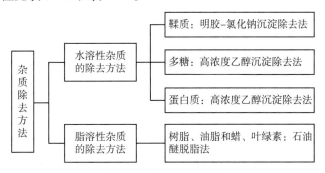

图 1-1 杂质除去方法

表 1-1 天然药物化学成分的主要类型

成分类型	分布或结构特点	一般性质
生物碱	含氮有机化合物，多具有复杂的杂环结构	一般有碱性，可与酸结合成盐
苷类	是苷元和糖基通过苷键连接而成	苷可被水解，苷易溶于水，苷元难溶于水
挥发油	在常温下能挥发的油状液体的总称	有挥发性，能随水蒸气蒸馏，有脂溶性

续表

成分类型	分布或结构特点	一般性质
鞣质	为多元酚类化合物	易被氧化，有水溶性，可用明胶－氯化钠除去
糖类	包括单糖、低聚糖和多糖，常见多糖有淀粉、菊糖、树胶、果胶和黏液质等	有水溶性，多糖不溶于高浓度的乙醇，树胶、果胶和黏液质与石灰水可形成沉淀
有机酸	含—COOH，为酸性化合物	具有一般羧酸的性质，可与碱成盐
氨基酸	分子中同时含有—NH$_2$和—COOH	具有酸碱两性和等电点的特性，易溶于水，难溶于有机溶剂
蛋白质和酶	由多种α－氨基酸通过肽键结合而成的一类高分子化合物，酶是具有催化作用的活性蛋白质	有酸碱两性和等电点，不稳定，加热易变性沉淀，可用高浓度乙醇（80%）沉淀法除去
树脂	一类成分复杂的混合物，是植物体受伤后的分泌产物	质脆易碎，受热易变软，有脂溶性，可用石油醚脱脂法除去
油脂、蜡	油脂主要存在于植物的种子中，蜡常覆盖于植物的茎、叶及果皮表面	油脂可被皂化，没有挥发性。蜡常温下为固体，两者均可用石油醚脱脂法除去
植物色素	分布于植物界的有色物质中，包括水溶性色素和脂溶性色素	脂溶性色素如叶绿素和胡萝卜素，不溶于水，可用石油醚脱脂法除去
无机成分	主要为钾盐、钙盐和镁盐以及生物体内的微量元素，如铁、铜、碘、锌、锰、钴等	大多数可溶于水；微量元素是维持机体某些特殊生理功能的重要成分之一

表1－2　天然药物化学成分的溶解性

成分类型	水	亲水性有机溶剂	亲脂性有机溶剂
游离生物碱	－	＋	＋
生物碱盐	＋	＋	－
苷	＋	＋	－
苷元	－	＋	＋
挥发油	极微溶	＋	＋
鞣质	＋	＋	－
单糖及低聚糖	＋	±	
淀粉	－（热＋）	－	－
黏液质、树胶	＋		
水溶性有机酸	＋	＋	
非水溶性有机酸	－	＋	＋
氨基酸	＋	±	
蛋白质	＋（热－）	－	－
树脂	－	＋	＋
油脂和蜡	－	＋（热＋）	＋
水溶性色素	＋	＋	
脂溶性色素	－	＋	＋
无机盐类	＋或－	－（稀醇±）	
纤维素	－	－	－

重点知识回顾

1. 水溶性有效成分　生物盐、苷（黄酮苷、蒽醌苷、香豆素苷、强心苷、皂苷）等。

2. 脂溶性有效成分　生物碱、苷元、挥发油等。

PPT

第三节　天然药物化学发展简史

很久以前，人们就学会从天然药物中提取、分离所含化学成分。在我国古代，人们用煎煮法提取中药中的化学成分用于内服和外用。我国明代李挺的《医学入门》中记载了用发酵法从五倍子中提取没食子酸的过程，《本草纲目》中详细记载了用升华法提取、纯化樟脑的过程，《白猿记》记载了从新鲜草乌中提取、分离结晶形乌头碱的方法，这些都说明了我国古代劳动人民在天然药物化学提取和分离方面取得的突出成就。1805 年德国药师 Sertürner 从阿片中提取、分离出吗啡，开始了天然药物有效成分的研究与开发。此后不断有报道从天然药物中提取、分离出生物活性化合物，如吐根碱、马钱子碱、奎宁、小檗碱、阿托品、可待因、可卡因、麻黄碱、芦丁和洋地黄毒苷等。

近几十年来，随着现代科学的发展，新技术的应用，特别是色谱技术和波谱解析技术的联用，使天然药物化学成分结构的研究工作趋向快速、准确、自动化和微量化，研究天然药物化学成分的周期大大缩短。过去，一个天然化合物从天然药物中提取、分离、纯化，到确定结构、人工合成需要很长时间，如吗啡从 1805 年发现，1925 年确定化学结构，到 1952 年人工合成，总共经历了约 150 年。而现在利血平从发现、确定结构到人工合成，只用了 5 年。

你知道吗

生物碱的研究进展

1952 年以前 100 多年中仅发现新生物碱 950 种，1952～1962 年发现新生物碱 1107 种，但 1962～1972 年发现新生物碱 3443 种，比前 10 年超出了 3 倍之多。

近 30 年来，我国天然药物化学迎来了蓬勃发展的新时代，20 世纪 80 年代从天然药物研究中发现新的天然化合物已有 800 多个，90 年代以来每年研究发现 100 多个新的天然化合物，如麝香酮、海可素、绞股蓝总皂苷、香菇多糖、云芝糖肽等；有些活性成分如青蒿素甲醚、丹参酮 I_A 磷酸钠、β-甲基地高辛、溴化异丙东莨菪碱等已开发成为新药，广泛用于临床。以上表明，我国在天然药物化学研究方面取得了显著成就。随着改革开放，国民经济迅速发展，国际学术交流日益频繁，我国在天然药物化学领域的研究步伐必将大大加快，水平也将有更大提高，天然药物化学有着广阔的发展前景。

重点知识回顾

在国内外，天然药物化学研究有着悠久的历史。近几十年来，随着现代科学的发展，新技术的应用，特别是色谱技术和波谱解析技术的联用，使天然药物化学成分结构的研究工作趋向快速、准确、自动化和微量化，研究周期大大缩短。我国科学家屠呦呦因为在青蒿素的研究中做出了突出的贡献，荣获 2015 年诺贝尔生理学或医学奖。

第四节　学习天然药物化学基础的目的和意义

PPT

一、探索天然药物防病治病的原理

天然药物中的有效成分是其防治疾病的物质基础。探索天然药物防病治病的原理，可利用天然药物化学的理论与技术，首先从天然药物中提取分离出有效成分，并确定其化学结构，然后运用现代科学方法观察该有效成分在人体内的吸收、分布、代谢和排泄过程，进一步探索其构效关系，并逐步阐明天然药物防病治病的原理，从而推动中药的现代化发展。如常用的中药人参，具有大补元气、安神益智之功效，为探明其有效成分的作用原理，首先应用现代提取分离技术得到人参总提取物，再经药理实验筛选，从总提取物中分离得到有效部位，包括人参皂苷、糖类及其他成分，研究表明该有效部位具有明显促进血清、肝脏、骨髓等的核糖核酸、蛋白质和糖的生物合成作用，并能提高机体的免疫力。

天然药物所含成分非常复杂，存在同一中药或不同中药的成分之间产生复合作用发挥药效。如中药方剂麻黄汤由麻黄、桂枝、杏仁、甘草等中药组成，具有发汗解表、宣肺止咳之功效。现代研究表明，麻黄中的麻黄碱有平喘作用，桂皮醛为桂枝中镇痛解热的有效成分，苦杏仁苷为杏仁镇咳的有效成分，而甘草酸具有解毒作用。以上有效成分协同作用，与麻黄汤具有治疗感冒发热、头痛咳嗽等症之功效相符合。

二、控制天然药物及其制剂的质量

天然药物有效成分含量的多少，直接影响其防治疾病的效果。而天然药物有效成分在植物体内的合成、积累及保持又受其品种、产地、采收季节、贮存条件、品种变异或退化等各种自然及人工条件的影响。如麻黄的有效成分麻黄素，主要存在于茎的髓部，以秋季含量最高（可达 1.3%），随后含量逐渐降低，所以应在 8 ~ 9 月采集其茎，才能保证药材质量。药材在贮藏过程中，受温度、日光、空气、昆虫及时间等条件的影响，其有效成分常常被破坏，使部分有效成分或全部有效成分失效。如黄芩在贮存中极易潮解变色、变质；含挥发油的药材易挥散、氧化变质，不宜贮存过久；三颗针中的小檗碱，避光贮存 3 年含量下降约 40%，但若见光贮存 3 年，小檗碱含量则下降约 55%。因此只有研究了药材中所含有效成分，才能根据其理化特性进行定性分析和定量测定，有效控制药材的质量，并为适时采集、合理贮存提供科学依据，确保发挥药材最高效用。

天然药物的真伪鉴别是保证其充分发挥药效的关键。由于全国各地区的药物来源复杂，用药习惯不同，药材存在同物异名或同名异物的现象十分普遍，如各地生药"金银花"有 20 多种，"沙参"有 36 种，"石斛"有 48 种以上不同的植物来源。其发生临床作用的化学成分不全相同，药理作用和临床疗效也不尽一致，因此，单凭传统的经验识别天然药物和进行质量控制是不够的。当我们研究了天然药物有效成分的理化性质后，可以提出更可靠的客观指标，建立更完善的药材标准。

测定天然药物制剂中某些有效成分的含量，就可以有效控制其制剂的质量，确保临床疗效。如抗感口服液，是由赤芍、金银花、绵马贯众三种药物组成，可通过对芍药苷和绿原酸的定性分析和含量测定，有效地控制其质量。但由于天然药物化学成分复杂，真正搞清其有效成分的并不多，更多的只是了解一些生理活性成分。因此，在开展天然药物有效成分的研究时必须结合药理及临床疗效综合考察其制剂的质量。

三、改进剂型，提高临床疗效

药物制剂的有效性和安全性，反映了临床用药的水平和效果。中药传统剂型如汤剂、膏剂、丹剂、丸剂、散剂等已不能完全适应日益发展的现代医学防病治病的需要。因此，必须在充分研究天然药物有效成分的基础上，经过提取分离后，用现代新的技术手段将其加工成现代药物剂型如片剂、胶囊剂、注射剂、控缓释制剂等，从而使临床用药达到高效、安全、用量小、服用方便的目的。

四、扩大天然药物资源，研制新药

根据有效成分的化学结构、理化性质和鉴别方法，可以从亲缘科属植物甚至从其他科属植物中寻找出同一种有效成分，从而扩大该有效成分的天然药物资源。如具有抗菌消炎作用的小檗碱，最早是从毛茛科植物黄连中发现的，后来发现小檗科的三颗针、防己科的古三龙、芸香科的黄柏等植物中也含有此成分，从而扩大了小檗碱的药物资源，也降低了成本。因此，三颗针、古三龙、黄柏等成为制药工业提取小檗碱的主要原料。

研究天然药物的另一个重要目的，就是按照其有效成分的化学结构特点，进行人工合成，或通过对有效成分的结构改造，探索开发出高效低毒的新药物。如将香菇嘌呤分子中的羧基酯化，则其降低胆固醇的作用可提高 10 倍。又如吗啡镇痛作用的代用品——哌替啶，保留了吗啡中对镇痛有效的结构部分，但哌替啶的成瘾性比吗啡小得多。

请你想一想

1. 学习天然药物化学基础与你所学习的哪些学科联系比较密切？

2. 如何才能学好天然药物化学基础？

通过人工合成方法生产天然药物有效成分的例子很多，例如麻黄中的麻黄碱、黄连中的小檗碱、洋金花中的阿托品、茶叶中的咖啡因、天麻中的天麻苷、川芎中的川芎嗪等主要有效成分，都已通过人工合成的方法获得。

我国药学家屠呦呦带领其科研攻关团队经过艰苦卓绝的奋斗，对成千上万种药方、中草药及其提取物进行筛查，经历了 190 次的失败，终于从中草药黄花蒿中提取分离出"青蒿素"，开辟了抗疟新药，树立了利用中草药资源研制新药的典范。

重点知识回顾

学习天然药物化学的目的和意义：

1. 探索天然药物防病治的原理。
2. 控制天然药物及其制剂的质量。
3. 改进剂型，提高临床疗效。
4. 扩大天然药物的资源，开发研制新药。

目标检测

一、选择题

（一）单项选择题

1. 关于天然药物化学的概念，正确的是（　　）

　　A. 研究天然药物中有效成分的一门学科

　　B. 研究天然药物化学成分结构和性质的一门学科

　　C. 系统学习天然药物的理化性质、提取分离方法的一门学科

　　D. 运用现代科学理论和方法研究天然药物化学成分的一门学科

　　E. 运用现代理论和方法研究和开发天然药物资源的一门学科

2. 天然药物化学的研究对象是（　　）

　　A. 药品剂型问题　　　　B. 合成药物化学成分　　　C. 临床用药问题

　　D. 药品质量控制问题　　E. 天然药物中的化学成分

3. 有效成分是指（　　）

　　A. 提纯的成分　　　　　B. 单体成分　　　　　　　C. 含量高的成分

　　D. 无副作用的成分　　　E. 具有生物活性、能用结构式表示的单体成分

4. 下列成分可溶于水的是（　　）

　　A. 鞣质　　　　　　　　B. 挥发油　　　　　　　　C. 树脂

D. 油脂　　　　　　　　　E. 苷元

5. 在多数情况下被视为有效成分的是（　　　）

　　A. 鞣质　　　　　　　B. 黄酮　　　　　　　C. 蛋白质

　　D. 氨基酸　　　　　　E. 多糖

6. 多数情况下被视为无效成分的是（　　　）

　　A. 挥发油　　　　　　B. 蒽醌苷　　　　　　C. 黄酮苷

　　D. 香豆素　　　　　　E. 色素

7. 下列难溶于水的成分是（　　　）

　　A. 糖　　　　　　　　B. 鞣质　　　　　　　C. 苷元

　　D. 蛋白质　　　　　　E. 氨基酸

8. 既溶于水又溶于醇的成分是（　　　）

　　A. 树胶　　　　　　　B. 脂溶性色素　　　　C. 鞣质

　　D. 苷元　　　　　　　E. 淀粉

9. 能用明胶 - 氯化钠沉淀除去的是（　　　）

　　A. 多糖　　　　　　　B. 蛋白质　　　　　　C. 油脂

　　D. 树脂　　　　　　　E. 鞣质

10. 一般属于杂质类型的是（　　　）

　　A. 黏液质　　　　　　B. 黄酮　　　　　　　C. 蒽醌

　　D. 香豆素　　　　　　E. 生物碱

（二）配伍选择题

[11～15 题共用备选答案]

A. 水溶性成分　　　　　B. 脂溶性成分　　　　　C. 醇溶性成分

D. 可溶于水和醇的成分　E. 脂溶性和醇溶性的成分

11. 挥发油属于（　　　）

12. 生物碱属于（　　　）

13. 生物碱盐属于（　　　）

14. 鞣质属于（　　　）

15. 黏液质属于（　　　）

（三）多项选择题

16. 天然药物化学的主要内容是研究天然药物化学成分的（　　　）

　　A. 结构特点　　　　　B. 理化性质　　　　　C. 提取分离

　　D. 检识　　　　　　　E. 制剂生产

17. 下列既属于水溶性又属于醇溶性的成分是（　　　）

　　A. 苷类　　　　　　　B. 生物碱盐　　　　　C. 树胶

　　D. 鞣质　　　　　　　E. 蛋白质

18. 能用石灰水沉淀除去的是（　　　）

A. 树胶 B. 果胶 C. 黏液质

D. 挥发油 E. 单糖

19. 不溶于高浓度乙醇的是 （　　　）

A. 多糖 B. 蛋白质 C. 鞣质

D. 苷元 E. 生物碱

二、思考题

我国科学家屠呦呦带领其科学攻关团队经过艰苦卓绝的研究工作，终于从黄花蒿中提取分离得到有效成分青蒿素。请同学们查阅教材或相关资料，以青蒿素为例，说说你对有效成分概念的理解。

（欧绍淑）

书网融合……

微课

划重点

自测题

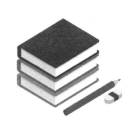

第二章 天然药物化学成分的提取与分离

学习目标

知识要求

1. **掌握** 溶剂提取法的原理，溶剂和提取方法的选择；两相溶剂萃取法、沉淀法、结晶法与重结晶法的原理、操作技术和注意事项。
2. **熟悉** 吸附薄层色谱法和纸色谱法的原理、操作技术和应用。
3. **了解** 其他色谱法的基本原理。

能力要求

1. 能根据天然药物的特性选择合适的提取与分离方法。
2. 学会吸附薄层色谱法和纸色谱法的基本操作。

天然药物中的化学成分较为复杂，几乎任何一种天然药物在发挥其应用和研究价值时，都必须经历提取、分离和鉴定三个程序（图2-1）。

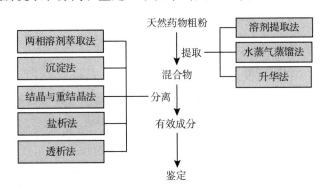

图2-1 天然药物化学成分的提取、分离和鉴定示意图

所谓提取，是指将天然药物中的有效成分提出的过程。分离是指将提取物中各种成分分开的过程。精制（纯化）是指将有效成分与无效成分或杂质分开并将其除去的过程。

第一节 天然药物化学成分的提取

PPT

一、溶剂提取法

溶剂提取法是根据天然药物中各种化学成分在不同溶剂中的溶解度不同，选择对有效成分溶解度大，对其他成分溶解度小的溶剂，将有效成分尽可能完全地从天然药物组织中提取出来的一种方法。

（一）基本原理

当向天然药物原料中加入适宜的溶剂时，溶剂逐渐渗透入天然药物组织细胞内部，溶解可溶性成分，形成细胞内外浓度差，产生渗透压，从而带动化学成分不断地往返运动，直到细胞内外被溶解的化学成分浓度达到动态平衡，提出可溶性化学成分，如图2-2。在此过程中，如何选择溶剂和形成最大浓度差是溶剂提取法的关键。

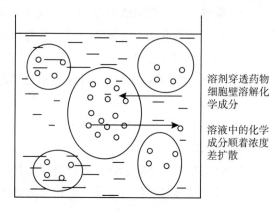

溶剂穿透药物细胞壁溶解化学成分

溶液中的化学成分顺着浓度差扩散

图2-2　溶剂提取法原理示意图

（二）溶剂的选择

溶剂提取法的关键是溶剂的选择。而溶剂的选择主要根据溶剂的极性、被提取成分的性质以及共存的其他成分性质三方面来考虑。 e 微课

1. 溶剂的极性　溶剂的极性与自身的结构和性质有关。溶剂的极性决定其溶解物质的范围，根据"相似相溶"的原则，某种溶剂只能溶解与其极性相同或相近的物质，这一点对于提取过程中选择合适的溶剂非常关键，常用溶剂的极性大小顺序如下。

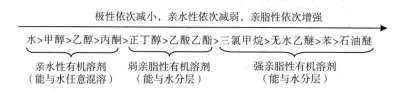

极性依次减小，亲水性依次减弱，亲脂性依次增强

水>甲醇>乙醇>丙酮>正丁醇>乙酸乙酯>三氯甲烷>无水乙醚>苯>石油醚

亲水性有机溶剂（能与水任意混溶）　　弱亲脂性有机溶剂（能与水分层）　　强亲脂性有机溶剂（能与水分层）

2. 溶剂的类型　常用溶剂按极性大小可分为三类，即水、亲水性有机溶剂和亲脂性有机溶剂。

（1）水　水为强极性溶剂，对天然药物细胞的穿透力强，可溶解天然药物中的亲水性成分如无机盐、糖类、鞣质、氨基酸、蛋白质、生物碱盐、苷类、有机酸盐等。有时为了增加某种成分在水中的溶解度，还可选用酸性水或碱性水作为提取溶剂。

水作为提取溶剂具有安全、经济、易得等优点。但也有缺点：①水提取液尤其是含有氨基酸、蛋白质和糖等营养成分时易霉变；②水提取液中含有多糖等黏度大的成

分，加热时易糊化，不易浓缩和过滤；③苷类成分遇水易发生酶水解；④含皂苷类的水提取液，浓缩时会产生大量泡沫，导致浓缩困难；⑤水无挥发性且沸点较高，其提取液浓缩费时。

（2）亲水性有机溶剂　是指极性较大能与水混溶的有机溶剂，如甲醇、乙醇、丙酮等，由于甲醇毒性较强，丙酮价格昂贵，所以乙醇最常用。

乙醇对天然药物的细胞有较强的穿透能力，能溶解很多成分，所以提取范围较广，效率较高，但同时提取液含杂质也多。若改变乙醇浓度，提取范围更加广泛。

乙醇水溶液中乙醇的含量越高，亲脂性越好，适用于提取亲脂性成分；反之，乙醇的含量越低，亲水性越好，适用于提取亲水性成分。一般乙醇含量在90%以上时，适用于提取挥发油、有机酸、树脂、叶绿素等；在50%~70%时，适用于提取生物碱、苷类等；在50%以下时，适用于提取蒽醌类化合物等；大于40%时，能延缓酯类、苷类等成分的水解。

乙醇作为提取溶剂具有以下优点：①含量达20%以上时具有防腐作用，故提取液易于保存；②黏度小，易过滤；③沸点低，易浓缩回收。但易挥发和易燃。

（3）亲脂性有机溶剂　是指极性较小，对植物细胞的穿透力弱，不能与水任意混溶的有机溶剂。如石油醚、苯、乙醚等。可提取天然药物中的亲脂性成分如挥发油、叶绿素、树脂、油脂、某些游离生物碱及一些苷元等。

亲脂性有机溶剂的优点有：①具有较强的选择性，与乙醇相比，提取液中杂质较少；②与水不能任意混溶，形成两相而分层，可作为萃取溶剂；③沸点较低，易浓缩回收。缺点有穿透力较弱，一般需要长时间加热提取；毒性大、易燃、价格较贵，对设备要求高。

你知道吗_____

有机溶剂的毒性

目前全世界用于生产和生活的有机溶剂有8万种之多，不断增加的有机溶剂的确改善了现代人的生活，无疑也给人们的健康带来了危害。近几年来，在我国各地有机溶剂引起的急性中毒事件时有发生，如"苯中毒事件"涉及4县1市、50多个乡镇共20万从业人员，手工作坊用严重超标的含苯胶水做箱包和皮包，发生严重苯中毒。对某厂一个车间70多名工人进行体检，发现12名再生障碍性贫血患者，其中有2人被确诊为白血病。"苯中毒事件"中，数百名劳动者的健康受到严重影响，在事件披露当时有6人因苯中毒导致白血病死亡。

3. 被提取成分的性质　被提取成分的极性大小与其结构中碳链长短及官能团的种类、数目、位置等因素有关。分子中所含官能团的极性越大，数量越多，碳原子数越少，分子极性越强；反之，分子中所含极性官能团越少，碳原子数越多，则分子极性越小。常见官能团的极性排序如下。

羧基＞酚羟基＞醇羟基＞氨基＞巯基＞醛基＞酮基＞酯基＞醚基＞乙烯基＞烷基

（—COOH＞Ar—OH＞—OH＞—NH$_2$＞—SH＞—CHO＞—C＝O＞—COOR＞—OR

＞—CH＝CH—＞—C$_n$H$_{2n+1}$）

根据极性大小不同，一般可将天然药物化学成分分为如下三类。

（1）极性（亲水性）成分　无机盐、糖类、鞣质、氨基酸、蛋白质、生物碱盐、苷类、果胶、黏液质等。

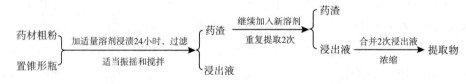
请你想一想

萜类、甾体等极性小的化合物，苷类、氨基酸等极性较大的成分，应该分别选择什么溶剂来提取？

（2）非极性（亲脂性）成分　挥发油、树脂、油脂、脂溶性色素、某些游离生物碱、苷元、甾醇类、醛、酮、有机酸等。

（3）中等极性成分　黄酮苷、蒽醌苷、皂苷等。

以上不是绝对的，具体成分要具体分析。比如，有的苷类化合物极性很小，有的苷元极性很大。

4. 溶剂的选择原则　溶剂提取法要做到最大限度地将有效成分从天然药物中提取出来，一般要遵循以下三个原则。

（1）"相似相溶"原则，即所选溶剂对有效成分溶解度大，对杂质溶解度小，溶解度差异越大越好。

（2）溶剂与所溶解的成分不发生化学反应，如果发生也应该是可逆的。

（3）溶剂要价廉、易得、使用安全、易于回收和浓缩。

（三）提取技术

1. 浸渍法　在常温或温热条件下用适当的溶剂浸渍药材，以溶出有效成分的一种方法。根据温度条件的不同，可分为冷浸法与温浸法两种。

（1）操作过程　取一定量的天然药物粗粉装入适宜的容器中，加入适量的溶剂（常用为水、酸性水溶液、碱性水溶液或稀乙醇），溶剂的用量以能浸没过药面为宜，密闭，浸渍24小时以上，并经常搅拌，滤过。如此重复2次，合并浸出液，浓缩即得。

```
药材粗粉                    药渣    继续加入新溶剂  药渣
        加适量溶剂浸渍24小时，过滤                重复提取2次        合并2次浸出液
置锥形瓶    适当振摇和搅拌       浸出液           浸出液    浓缩    提取物
```

（2）特点及适用范围　此法操作简单，但提取时间长，提取效率低，水浸液易霉变。适用于遇热不稳定的成分，或含大量淀粉、树胶、果胶、黏液质的药物。

2. 煎煮法　是指将天然药物加水加热煮沸，滤过除渣后收集煎煮液的一种传统方法。

（1）操作过程　取天然药物粗粉或饮片，置于适当的煎煮器内（忌用铜、铁、铝器），加适量水浸没药材，加热煮沸后，保持微沸，煎煮一定时间后，滤除煎煮液，药渣继续煎煮2~3次，合并各次煎煮液，浓缩即得。

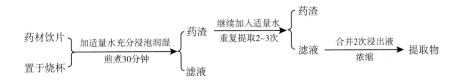

（2）特点及适用范围 此法操作简单，提取效率较高。但需要加热，含挥发性成分及加热易破坏的成分不宜使用；多糖类成分含量较高的中药，用水煎煮后药液黏度较大，过滤困难，不宜使用；对亲脂性成分提取不完全。

3. 渗漉法 是指将天然药物粗粉置于渗漉装置中，不断添加新溶剂，使其渗过药材，从渗漉筒下端出口流出渗漉液，从而浸出有效成分的一种动态提取方法。其操作流程如下。

药材粉碎→浸润→装筒→排气→浸渍→渗漉和收集渗漉液

（1）操作过程 将药材粗粉加入适量的溶剂湿润膨胀后，分次装于渗漉筒内，力求均匀平实、松紧适宜，药粉装量一般以不超过渗漉筒体积的 2/3 为宜，上盖纱布或滤纸，再均匀盖下一层清洁的细石块或玻璃珠等重物。装筒完成后，缓缓添加溶剂，并从下口排气，继续加一定量的溶剂浸渍一段时间后，打开下口活塞开始渗漉，控制流速，收集渗漉液为天然药物重量的 8~10 倍即可，或以有效成分的检识决定是否渗漉完全，渗漉装置见图 2-3。

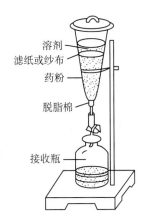

图 2-3 连续渗漉装置图

（2）特点及适用范围 此法在常温下进行，提取效率高于浸渍法，但溶剂消耗量大，耗时长，操作麻烦，所用溶剂多为水或不同浓度的乙醇等。适用于遇热不稳定的成分，或含大量淀粉、树胶、果胶、黏液质的药材。

4. 回流提取法 是指使用有机溶剂（一般易挥发）加热回流提取天然药物成分的方法。根据是否加装索氏提取器，分为回流提取法和连续回流提取法。

（1）操作过程 将天然药物粗粉装入适宜的圆底烧瓶中（一般至烧瓶容量的 1/3~1/2 处），添加溶剂至浸过药面，烧瓶上接冷凝管，通入冷凝水，加热回流 1~2 小时，滤出提取液，药渣再添加新溶剂回流 2~3 次，每次 30 分钟，合并滤液，回收有机溶剂后得浓缩液。

（2）特点及适用范围 此方法提取效率高，采用密闭的装置，可减少溶剂的挥发损失，避免有毒溶剂对环境的破坏及对操作者的影响，但加热时间长，溶剂消耗量大、操作麻烦。此法可用于提取对热稳定的化学成分。

5. 连续回流法 连续回流法是在回流提取法的基础上加以改进，在烧瓶和冷凝管中间加装索氏提取器，用少量溶剂进行连续循环回流提取，将有效成分提取完全的方法。回流提取装置和连续回流提取装置见图 2-4。本法由于药物总是接触新溶剂，能保持较高的浓度差，所以提取效率较高。但由于提取液受热时间长，故不宜用于提取对热不稳定的成分。

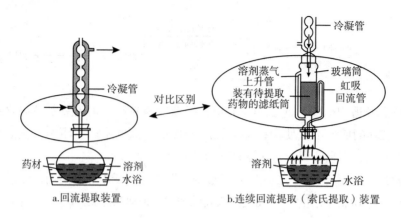

图 2 - 4　回流提取装置与连续回流提取装置比较示意图

你知道吗

影响溶剂提取法提取效率的主要因素

1. 溶剂　溶剂的选择应遵循"相似相溶"的原则，同时考虑溶剂是否使用安全、易得、价廉、浓缩方便等问题。

2. 浓度差　浓度差越大，提取效率越高，增大浓度差常用的方法：①不断搅拌；②更换新溶剂；③强制提取液循环流动；④选择不同的提取方式。

3. 天然药物的粉碎度　粉碎度要适宜，最好有粗粉有细粉。如果粒度太小，会对有效成分造成吸附、杂质增多、过滤困难。

4. 温度　在不影响有效成分的前提下，温度增高，提取效率越高。

5. 时间　提取时间越长，提取越完全。但当扩散达到动态平衡时，延长提取时间将不起作用。

（四）提取液的浓缩

天然药物经溶剂提取后常得到浓度较低，且体积较大的提取液，需要将提取液进行浓缩。常用的浓缩方法主要有蒸馏和蒸发，前者适用于有机溶剂的回收，后者适用于对水提取液的浓缩。

二、水蒸气蒸馏法

水蒸气蒸馏法是指将含挥发性成分的天然药物粗粉或碎片，浸泡湿润后，直火加热蒸馏或通入水蒸气蒸馏，药材中的挥发性成分随水蒸气蒸馏而带出，经冷凝后收集馏出液的一种方法。根据操作方式的不同，分为"共水蒸馏法"和"通入水蒸气蒸馏法"，装置见图 2 - 5。该法只适用于具有挥发性，能随水蒸气蒸馏而不被破坏，与水不发生反应，且难溶或不溶于水的成分的提取。例如天然药物中的挥发油，某些小分子生物碱如麻黄碱、槟榔碱以及某些小分子的香豆素等，都可应用本法提取。

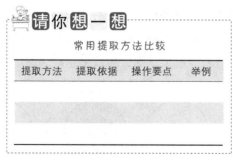

图 2 - 5　共水蒸馏法提取装置（左）和通入水蒸气蒸馏法提取装置（右）

三、升华法

升华法是根据某些固体物质因受热直接气化，遇冷后又凝固为原来固体的性质而与其他成分分离的一种方法。樟木中的樟脑、茶叶中的咖啡因、小分子的香豆素、游离羟基蒽醌等成分具有升华的性质，故可直接用升华法提取并与其他成分分离（图 2 - 6）。此法虽简单易行，但升华不完全，且产率低，受热时间长还会导致有效成分分解，故应用较少。

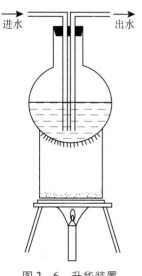

图 2 - 6　升华装置

请你想一想

常用提取方法比较

提取方法	提取依据	操作要点	举例

重点知识回顾

1. 溶剂提取法 遵循"相似相溶"原则选择溶剂，浓度差是关键，提取技术有煎煮法、浸渍法、渗漉法、回流法。

2. 水蒸气蒸馏法 是指将含挥发性成分的天然药物粗粉或碎片，浸泡湿润后，直火加热蒸馏或通入水蒸气蒸馏，药材中的挥发性成分随水蒸气蒸馏而带出，经冷凝后收集馏出液的一种方法。

3. 升华法 是根据某些固体物质因受热直接气化，遇冷后又凝固为原来固体的性质而与其他成分分离的一种方法。

第二节　天然药物化学成分的分离

PPT

天然药物经过提取浓缩后，得到的往往是多种成分的混合物，需要进一步分离和纯化，方能得到有效成分或所需成分。常用的分离方法有：两相溶剂萃取法、沉淀法、结晶与重结晶法、盐析法、透析法、色谱法等。

一、两相溶剂萃取法

两相溶剂萃取法又称液－液萃取法，是指在提取液（被萃取液）中加入一种与其不相混溶的溶剂（萃取剂），充分振摇以增加两相溶剂相互接触的机会，使提取液中的某种成分转溶至萃取剂中，而其他成分仍留在提取液中，待两相完全分层后，分离两相。如此重复操作数次，达到分离各类成分的目的。

（一）基本原理

根据两种互不相溶（或微溶）的液相接触后，一个液相（天然药物浓缩液）中的溶质（天然药物化学成分）经过物理或化学作用，在另一个液相或在两相中重新分配，即分配系数不同，而达到分离的一种方法。提取液中各成分在两相溶剂系统中的分配系数差异越大，则分离效果越好。萃取原理示意图见图 2 – 7。

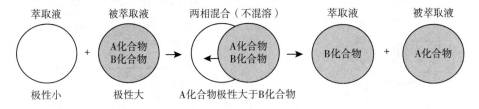

图 2 – 7　萃取原理示意图

（二）萃取剂的选择原则

1. 萃取剂与提取液（被萃取液） 应不相混溶，且充分振摇、静置后能较好分层。

2. 有效成分（或其他成分） 在萃取剂中应有较大的溶解度，而其他成分（或有效成分）在萃取剂中的溶解度较小，二者的分配系数相差越大越好。

3. 萃取剂的选择 根据欲分离成分的极性而定。若从水提取液中分离亲脂性强的成分，常选用亲脂性强的有机溶剂如苯、石油醚等；若从水提液中分离亲脂性弱的成分，常选用亲脂性弱的有机溶剂如乙酸乙酯、正丁醇等；分离亲水性强的皂苷类成分时多选用水饱和的正丁醇和水作为两相进行萃取。

（三）操作技术

1. 分次萃取法 也称简单萃取法，是一种常用的萃取技术。小量萃取在分液漏斗中进行（图2-8、图2-9），中量萃取在下口瓶中进行，大量萃取在密闭罐中进行。在分液漏斗中萃取的操作步骤是：检漏→加液→排气→振摇→排气→静置→分液。

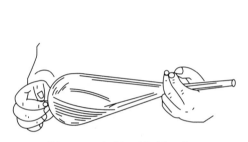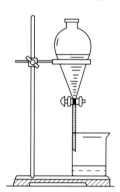

图2-8 分液漏斗振摇示意图　　　　　图2-9 小量萃取装置

（1）水提取液浓度不能过稀或过浓，相对密度保持在1.1~1.2为宜。

（2）选用的萃取剂第一次用量一般为水提液的1/2~1/3，以后的用量可适当减少。遵循"少量多次"的萃取原则，一般萃取3~4次即可。

（3）分离液体时，使下层液由下口缓慢放出，而上层液由上口倒出，避免污染。

（4）预防出现乳化现象，可采用水平旋转方式混合，避免剧烈振摇。若乳化已经形成，需及时破坏乳化层：①轻度乳化可用金属丝或玻璃棒在乳化层中搅动以破乳；②较长时间静置；③将乳化层加热或冷冻；④利用盐析作用，加入少量电解质（如氯化钠）；⑤滴加几滴醇如戊醇改变表面张力来破乳；⑥将乳化层抽滤或分出乳化层，再用新溶剂萃取。

2. pH梯度萃取法 pH梯度萃取法是根据被分离成分的酸碱性不同，可溶于不同的碱或酸的性质，先将混合物溶解于亲脂性有机溶剂中，再用由弱到强的碱或酸依次萃取进行分离的一种方法。在生物碱类、黄酮类、蒽醌类化合物的分离中常用此方法。

二、沉淀法

（一）乙醇沉淀法

在天然药物浓缩后的水提取液中，加入一定量的乙醇（使含醇量达80%以上）以改变极性，则难溶于高浓度乙醇的成分如蛋白质、淀粉、菊糖、树胶、果胶、黏液质等从溶液中沉淀析出，从而实现分离，该法也称为水提醇沉法。同样，在浓缩的乙醇提取液中加入数倍量的水，也会使叶绿素、树脂等亲脂性成分沉淀析出，称为醇提水沉法。

（二）酸碱沉淀法

酸碱沉淀法是针对酸性、碱性或两性有机化合物来说的，加入酸、碱以调节溶液的 pH 值，改变分子的存在状态（游离型或解离型），从而改变溶解度实现分离的一种方法。例如，一些具有酚羟基、羧基的酸性成分（如黄酮苷元、蒽醌苷元），难溶于水，加碱水液可成盐溶解，加酸酸化后又可恢复原来的成分而沉淀析出，从而与其他成分分离；一些不溶于水的内酯化合物，遇碱加热开环生成相应的羧酸盐而溶于碱水，再加酸酸化，内酯环又重新环合后从溶液中沉淀析出；一些难溶于水的游离生物碱遇酸生成生物碱盐而溶于酸水中，再加碱碱化，又重新生成游离生物碱，使其水溶性降低而沉淀析出。酸碱沉淀法示意图见图 2 - 10。

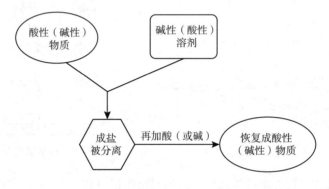

图 2 - 10　酸碱沉淀法示意图

（三）专属试剂沉淀法

根据一些成分可与某些试剂反应产生沉淀的性质，通过加入特定的沉淀试剂，使其沉淀，与其他成分分离。例如铅盐沉淀法、生物碱沉淀反应等。

你知道吗

铅盐沉淀法

铅盐沉淀法是利用醋酸铅能与许多中药化学成分生成难溶的铅盐或络盐沉淀而与杂质分离的方法，是分离某些化学成分的经典方法之一。

中性醋酸铅可沉淀具有邻二酚羟基和羧基的成分；碱式醋酸铅沉淀范围较广，可沉淀含酚羟基和羧基的成分及中性皂苷等。

三、结晶与重结晶法

结晶法是根据混合物中各成分在某种溶剂中冷热情况下溶解度的差异，使某单一成分以结晶状态析出而与其他成分分离的一种方法。将物质由非结晶状态处理成结晶状态的过程称为结晶，此时形成的结晶一般含有较多的杂质，为粗结晶。将粗结晶经过进一步精制处理得到较纯结晶的过程称为重结晶。

1. 操作过程 结晶法的操作步骤包括：选择适宜的溶剂→制备饱和的结晶溶液→趁热滤过→静置冷却→抽滤得结晶→重结晶→干燥除去残留溶剂等。

（1）溶剂的选择 结晶溶剂的选择应遵循的原则是：①不与欲结晶成分发生化学反应。②对欲结晶成分热时溶解度大、冷时溶解度小；③对杂质或冷热时都溶解（留在母液中），或冷热时都不溶解（过滤除去）；④溶剂有一定的挥发性，沸点适中；⑤无毒或毒性较小，便于操作，能形成较好的结晶。

常用的结晶溶剂有水、冰醋酸、甲醇、乙醇、丙酮、乙酸乙酯、三氯甲烷、四氯化碳、石油醚等。当用单一溶剂不能结晶时，可用两种或两种以上溶剂组成的混合溶剂进行结晶操作，常用的有乙醇－水、乙醚－甲醇、醋酸－水、乙醚－丙酮等。

（2）制备饱和的结晶溶液 当用有机溶剂进行结晶时，需使用回流装置。以水为溶剂进行结晶时，可以在石棉网上直火间断加热。

（3）过滤 制备好的饱和溶液要趁热滤过（图2－11），除去不溶性杂质，操作应迅速，避免在滤过中由于温度下降有结晶析出。如饱和溶液的颜色较深，应先加活性炭脱色，再进行过滤。常用的滤过方法有常压滤过和减压滤过（图2－12）。

（4）静置冷却析晶 将滤过后的饱和溶液冷却或蒸发溶剂，使结晶慢慢析出。

（5）抽滤得到结晶。

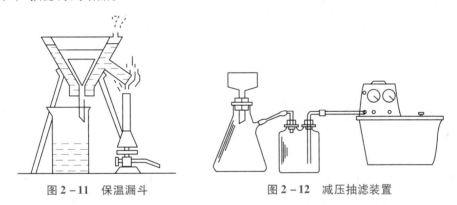

图2－11 保温漏斗　　　　　图2－12 减压抽滤装置

2. 影响结晶的因素（图2－13）

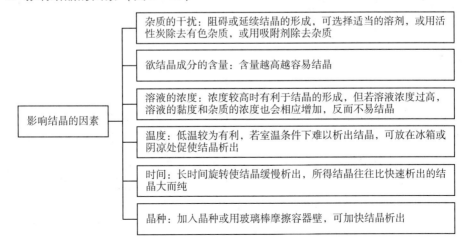

图2－13 影响结晶的因素

四、盐析法

盐析法是在天然药物的提取液中，加入无机盐至一定浓度或饱和状态，使某些溶解度较小的成分沉淀析出，而与溶解度较大的成分相分离的一种方法。在实际工作中，可在水提取液中加入一定量的食盐，再用有机溶剂萃取。常用的无机盐有氯化钠、硫酸钠、硫酸镁等。

五、透析法

透析法是根据小分子化学成分在溶液中可通过半透膜，而大分子成分不能通过半透膜的性质从而达到分离的方法。如皂苷、多糖采用透析法可除去无机盐、单糖、双糖等小分子成分。

重点知识回顾

1. 根据物质在两相溶剂中的分配比（分配系数）不同进行分离的是两相溶剂萃取法。

2. 根据物质溶解度差别进行分离的是结晶法与重结晶法、沉淀法（乙醇沉淀法、酸碱沉淀法、利用沉淀试剂进行分离）、盐析法。

3. 根据物质分子大小差别进行分离的是透析法。

第三节　色谱法

PPT

色谱法（chromatography）又称层析法，具有样品用量少、选择性好、分离效率高、分析速度快、检测灵敏度高等特点。近百年来，不断发展，形式多样，相继出现了薄层色谱、气相色谱、高效液相色谱、离子交换色谱、凝胶色谱等。结合光学、电学、计算机技术的发展和应用，现已逐渐成为在化学、生物、医药、食品等多个领域中被广泛应用的关键的分离、分析技术之一。

你知道吗

色谱的起源

1906 年，俄国植物学家米哈伊尔·茨维特在竖立的玻璃管中装入碳酸钙粉末，再倒入植物绿叶的提取液，然后用石油醚作为洗脱液进行洗脱，由于碳酸钙对不同色素的吸附力不同，其移动的速度也不同，使不同的色素成分分离后形成数条不同颜色且平行的色带。因此他将这种方法命名为色谱法。后来逐渐应用于无色物质的分离，"色谱"二字失去了原来的含义，但仍被人们沿用至今。

一、概述

(一) 基本概念

1. 色谱法 是利用混合物中各组分在固定相和流动相之间的作用力和亲和力（吸附、分配、离子交换等）的差异性，在两相间做相对移动时，各组分随流动相移动的速度各不相同，使其达到相互分离的方法。

2. 固定相 在色谱分离中固定不动、对化学成分产生保留的一相（固体或液体）。

3. 流动相 指与固定相处于平衡状态、带动化学成分向前移动的另一相（液体或气体），在薄层色谱或纸色谱中流动相称为展开剂。

4. 活化 在一定温度下加热除去吸附剂中的水分，使其活性增强，吸附能力提高的过程称为活化。

5. 去活化 在吸附剂中加入一定量的水分，使其活性减弱，吸附能力降低的过程称为去活化。

(二) 色谱法的类型

色谱法有多种类型，见表 2-1。本节重点介绍吸附薄层色谱和纸色谱。

表 2-1 色谱法的类型

分类依据	类型
两相状态	气-固色谱法、气-液色谱法、液-固色谱法、液-液色谱法
分离原理	吸附色谱法、分配色谱法、离子交换色谱法、凝胶色谱法、排阻色谱法等
操作形式	柱色谱法、薄层色谱法和纸色谱法

二、吸附薄层色谱法

吸附薄层色谱法（TLC），是将适宜的固定相涂布于玻璃板、塑料或铝基片上，成一均匀薄层。待点样、展开后，根据比移值（R_f）与适宜的对照物按同法所得的色谱图的比移值（R_f）作对比，用以进行成分的鉴别、含量测定或杂质检查的方法。

(一) 基本原理

吸附薄层色谱法主要是利用固定相（吸附剂）对混合物中各成分吸附能力不同，以及流动相对各成分解吸附能力的差异，而使各成分得以相互分离。当流动相流过固定相时，各成分在固定相和流动相之间连续地发生"吸附、解吸附、再吸附、再解吸附"，被固定相吸附作用强的成分不易被流动相解吸附，移动速度慢；而被固定相吸附作用弱的成分易于被流动相吸附，移动速度快，最终由于各成分的移动速度不同而达到分离。

吸附薄层色谱法的分离效果，主要由固定相（吸附剂）、流动相（移动相）和被分离的化合物的性质三个要素决定的。其中合适的吸附剂是分离的关键。合适的吸附剂应具有较大的表面积和足够的吸附能力，具有一定的细度，颗粒均匀，不与流动相及样品中各成分发生化学反应，在流动相中不溶解。

（二）固定相

常用的固定相（吸附剂）是氧化铝和硅胶，其次还有氧化镁、硅酸镁、碳酸钙、活性炭等。

1. 氧化铝　是一种极性吸附剂，具有分离能力强，活性便于控制的特点。其吸附能力与含水量有关，含水量越高，吸附能力越弱。依据含水量的多少可将其分为五级，Ⅰ级吸附能力最强，Ⅴ级吸附能力最弱。故氧化铝在使用前常需加热除去水分以提高吸附力，即"活化"。

氧化铝有酸性、中性、碱性规格，见表2-2。

表2-2　色谱用氧化铝类型

类型	pH值	适用范围	备注
酸性氧化铝	4～5	适用于有机酸、氨基酸及对酸稳定的中性成分的分离	
中性氧化铝	6.5～7.5	适用于萜、醛、酮、皂苷等中性或对酸碱不稳定的成分的分离	
碱性氧化铝	9～10	适用于生物碱、甾体化合物、强心苷的分离	不宜用于醛、酮、酯和内酯类成分的分离

2. 硅胶　是一种表面有游离硅醇基的弱酸性多孔性物质，属于极性吸附剂，吸附力比氧化铝弱。

硅胶吸附力的强弱不但取决于硅醇基的数目，也与含水量有关。含水量增加则硅胶的吸附能力减弱。若其含水量达17%以上时，则失去吸附能力，不能再作吸附剂，而只能作为分配色谱中支持剂。当加热到100～110℃活化时，可除去大部分水，则硅胶又恢复吸附能力。但当温度高于500℃时，硅胶将失去吸附能力，再用水处理也不能恢复。因此硅胶的活化不宜在较高温度下进行。

硅胶适用于中性或酸性成分的分离，如有机酸、挥发油、萜类、皂苷、黄酮、蒽醌、氨基酸等，不宜分离碱性物质。

（三）流动相

薄层吸附色谱中的流动相也叫移动相或展开剂，是由一种或几种溶剂按一定比例混合而成的溶剂系统，其主要作用是解吸附。流动相的选择，一般须根据被分离化学成分的性质和吸附剂的吸附能力综合考虑。分离极性强的成分，应选择吸附能力弱的吸附剂，选用极性溶剂为流动相；分离极性弱的成分，应选择吸附能力强的吸附剂，选用弱极性溶剂为流动相，中等极性成分则选择中间条件进行分离。

（四）被分离化学成分

在吸附剂、流动相固定的情况下，分离效果取决于被分离成分的结构和性质。

一般情况下，分子中极性基团、双键、共轭双键多，碳原子数目少，则易被吸附剂吸附。

（五）操作步骤

吸附薄层色谱法的操作包括制板→点样→展开→显色→测量及计算 R_f 值等五个步骤。

1. 制板　铺板方法有干法铺板和湿板铺板两种，由干法制备的称软板，湿法制备的称为硬板。无论软板或硬板都要求表面均匀、平整、光滑、无麻点、无气泡、无破损、无污染等。薄层板的种类见表 2-3。

表 2-3　薄层板种类比较

种类	特点	黏合剂	制法	操作方式	应用
硬板	不易脱落 硬度较大	有	湿法制备	加黏合剂调成糊状后涂铺于载板上制成，活化，置于干燥器中备用	应用广泛
软板	硬度小，易脱落	无	干法制备	直接铺于载板上制成	应用较少

2. 点样　将样品（待分离、检识的成分）用合适的溶剂配制成 0.01%~1% 的溶液，在基线上用点样器点样。

3. 展开　是在密闭的层析缸或色谱槽中进行。展开形式有上行法、下行法、单向二次展开法、双向展开法等。本章仅介绍上行法（图 2-14）、双向展开（图 2-15）。

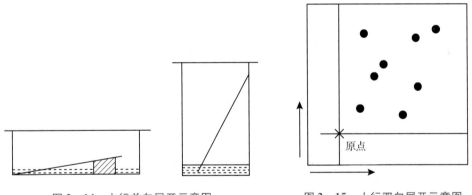

图 2-14　上行单向展开示意图　　　　图 2-15　上行双向展开示意图

4. 显色　常用的显色方法有自然光下观察、紫外灯下看荧光和化学方法喷雾显色。

5. 测量及计算 R_f 值　显色后，确定各斑点在薄层板上的位置，用 R_f 值表示，见图 2-16。

$$R_f = \frac{\text{从基线至展开斑点中心的距离}}{\text{从基线至展开剂前沿的距离}}$$

A 成分的 $R_f = a/c$；B 成分的 $R_f = b/c$

同一化学成分在相同的色谱条件下，R_f 值应相同，利用此特点可进行定性检识，见图 2-17。

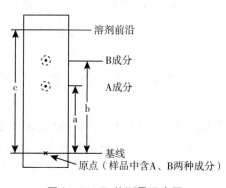 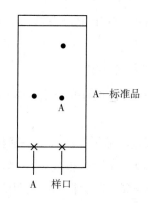

图 2-16 R_f 值测量示意图　　　图 2-17 色谱定性检识图

你知道吗

吸附柱色谱法

吸附柱色谱法通常在玻璃管中填入吸附剂。当待分离的混合物溶液流过吸附柱时，各种成分同时被吸附在柱的上端。当洗脱剂流下时，由于不同化合物吸附能力不同，往下洗脱的速度也不同，于是形成了不同层次，即溶质在柱中自上而下按对吸附剂的亲和力大小分别形成若干色带，再用溶剂洗脱时，已经分开的溶质可以从柱上分别洗出收集；或将柱吸干，挤出后按色带分割开，再用溶剂将各色带中的溶质萃取出来。

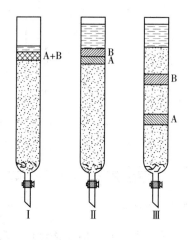

三、纸色谱法

纸色谱是以纸为载体，以纸上所含水分或其他物质为固定相，用展开剂进行展开的分配色谱。

（一）基本原理

由于各成分在固定相和流动相中的分配系数不同，当流动相经过固定相时，各成分在两相之间连续不断地发生"分配"，与流动相极性相似的成分（在流动相中分配得多），随流动相移动的速度较快，与固定相极性相似的成分（在固定相中分配得多），随流动相移动的速度较慢，这样不同成分就得以分离。

（二）载体

又称支持剂或担体，主要起支持固定相的作用，对被分离成分无吸附作用，也不与被分离成分起化学反应，纸色谱法用的支持剂是色谱用滤纸。

（三）固定相与流动相

根据固定相与流动相的相对极性大小，纸色谱有正相分配色谱和反相分配色谱。分离亲水性成分和弱亲脂性成分时，用正相分配色谱法，常用固定相是极性较大的水及各种酸、碱、盐的缓冲溶液等，流动相是极性较小的有机溶剂如三氯甲烷、丁醇等。分离亲脂性成分时，用反相分配色谱法，常用固定相是极性较小的有机溶剂，流动相是极性较大的如水、醇和乙腈等。

（四）操作步骤

滤纸的准备→点样→展开→显色→测量及计算 R_f 值。纸色谱上行展开示意图见图 2 – 18。

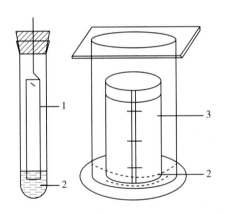

图 2 – 18　纸色谱上行展开示意图

1. 色谱滤纸　2. 展开剂　3. 色谱滤纸筒

四、其他色谱法

（一）离子交换色谱法

是指离子交换树脂上有可以解离的阳离子或阴离子，能与水溶液中具有相同电荷离子的化学成分发生可逆性交换作用，而被吸附到树脂上，再用强离子浓度的水溶液进行逆交换，由于各种离子的交换和逆交换能力不同，而使各化学成分得以分离的液 – 固色谱法。

（二）凝胶色谱法

以凝胶为固定相，根据凝胶的分子筛机制，将待分离各组分按分子大小依次被洗脱、分离的液 - 固色谱法。又称分子排阻色谱法。

（三）气相色谱法（GC）

将待分离物质或其衍生物气化，通过载气（流动相）带入色谱柱（内部装填固定相）从而达到分离的色谱法。特别适用于具有沸点低、易挥发成分的分离、鉴定和定量分析，广泛应用于药品的有机溶剂残留及食品的农药残留的分离与测定。

（四）高效液相色谱法（HPLC）

采用高压输液泵将规定的流动相泵入装有填充剂（固定相）的色谱柱，对混合物进行分离测定的色谱方法。HPLC 与质谱、核磁、红外等多种技术联合应用，在医药领域发挥着非常重要的作用。

重点知识回顾

1. 吸附薄层色谱法的原理　是利用固定相（吸附剂）对混合物中各成分吸附能力不同，以及流动相对各成分解吸附能力的差异，而使各成分得以相互分离的方法。

2. 纸色谱的原理　是利用混合物中各成分在固定相和流动相中的分配系数不同而相互分离的方法。

目标检测

一、选择题

（一）单项选择题

1. 天然药物有效成分最常用的提取方法是（　　）
   A. 水蒸气蒸馏法　　　　B. 溶剂提取法　　　　　C. 两相溶剂萃取
   D. 沉淀法　　　　　　　E. 盐析法

2. 下面各组溶剂，全部是亲水性溶剂的是（　　）
   A. 甲醇、丙酮、乙醇　　　　　　B. 甲醇、正丁醇、乙醇
   C. 乙醚、三氯甲烷、乙醇　　　　D. 乙酸乙酯、乙醇、乙醚
   E. 正丁醇、甲醇、丙醇、乙醚

3. 能与水分层的溶剂是（　　）
   A. 乙醚　　　　　　　　B. 丙酮　　　　　　　　C. 甲醇
   D. 乙醇　　　　　　　　E. 丙酮/甲醇（1:1）

4. 下列溶剂中溶解化学成分范围最广的溶剂是（　　）
   A. 水　　　　　　　　　B. 乙醇　　　　　　　　C. 乙醚
   D. 苯　　　　　　　　　E. 三氯甲烷

5. 影响溶剂提取法提取效率的关键因素是（　　）
   A. 天然药物粉碎度　　　B. 温度　　　　　　　　C. 时间

D. 浓度差　　　　　　　　E. 溶剂的选择

6. 煎煮法不宜使用的器皿是（　　　）
    A. 不锈钢器　　　　　　B. 铁器　　　　　　　　C. 瓷器
    D. 陶器　　　　　　　　E. 砂器

7. 下列提取方法不需要加热的是（　　　）
    A. 煎煮法　　　　　　　B. 回流法　　　　　　　C. 渗漉法
    D. 连续回流法　　　　　E. 以上都不是

8. 水蒸气蒸馏法主要用于提取（　　　）
    A. 强心苷　　　　　　　B. 黄酮苷　　　　　　　C. 生物碱
    D. 糖　　　　　　　　　E. 挥发油

9. 天然药物有效成分常用的分离方法是（　　　）
    A. 水蒸气蒸馏法　　　　B. 溶剂提取法　　　　　C. 两相溶剂萃取法
    D. 回流法　　　　　　　E. 渗漉法

10. 萃取时破坏乳化层不能用的方法是（　　　）
    A. 搅拌乳化层　　　　　B. 加入酸或碱　　　　　C. 热敷乳化层
    D. 将乳化层抽滤　　　　E. 分出乳化层，再用新溶剂萃取

11. 采用乙醇沉淀法除去水提取液中多糖、蛋白质等杂质时，乙醇的浓度应达到
    （　　　）
    A. 50%以上　　　　　　B. 60%以上　　　　　　C. 70%以上
    D. 80%以上　　　　　　E. 90%以上

12. 不是影响结晶的因素的是（　　　）
    A. 杂质的多少　　　　　B. 欲结晶成分含量的多少　C. 结晶的温度
    D. 结晶溶液的浓度　　　E. 欲结晶成分熔点的高低

13. 纸色谱法分离原理为（　　　）
    A. 根据混合物中各种成分在互不相溶的两相溶剂中的分配系数不同分离
    B. 根据物质的酸碱性不同分离
    C. 根据物质的吸附性差别分离
    D. 根据物质的分子大小差别分离
    E. 根据物质的解离程度不同分离

（二）配伍选择题

（14~17 题共用备选答案）

A. 浸渍法　　　　　　　　B. 渗漉法　　　　　　　C. 煎煮法
D. 回流法　　　　　　　　E. 连续回流提取法

14. 提取非挥发性、对热稳定的成分以水为溶剂时常用（　　　）

15. 用有机溶剂加热提取一般采用（　　　）

16. 一种省溶剂、效率高的连续提取装置，但有提取物受热时间较长的缺点的是
    （　　　）

17. 不加热，提取比较完全，但费时、消耗溶剂量大的方法是 （　　　）

（三）多项选择题

18. 用溶剂提取法从天然药物中提取化学成分的方法有 （　　　）

    A. 渗漉法　　　　　　　　B. 两相溶剂萃取法　　　　　C. 水蒸气蒸馏法

    D. 煎煮法　　　　　　　　E. 浸渍法

19. 天然药物化学成分的分离方法有 （　　　）

    A. 结晶与重结晶法　　　　B. 水蒸气蒸馏法　　　　　　C. 离子交换树脂法

    D. 两相溶剂萃取法　　　　E. 沉淀法

20. 如果从水提取液中萃取强亲脂性成分，常用的溶剂是 （　　　）

    A. 苯　　　　　　　　　　B. 三氯甲烷　　　　　　　　C. 乙醚

    D. 正丁醇　　　　　　　　E. 丙酮

21. 吸附薄层色谱法操作步骤包括 （　　　）

    A. 制板　　　　　　　　　B. 点样　　　　　　　　　　C. 展开

    D. 显色　　　　　　　　　E. 测量及计算 R_f 值

22. 纸色谱法操作步骤包括 （　　　）

    A. 滤纸的准备　　　　　　B. 点样　　　　　　　　　　C. 展开

    D. 显色　　　　　　　　　E. 测量及计算 R_f 值

二、思考题

两相溶剂萃取法是根据什么原理进行的？在实际工作中如何选择溶剂？

（杨小莹）

书网融合……

    📱微课　　　　　📝划重点　　　　　📄自测题

第三章　生物碱

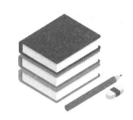

学习目标

知识要求

1. **掌握**　生物碱的含义、结构特点、溶解性、碱性以及酸溶碱沉淀提取方法。
2. **熟悉**　生物碱沉淀反应检识方法及生物碱单体分离的依据。
3. **了解**　了解生物碱的主要结构类型、分布及存在形式。

能力要求

熟练掌握生物碱的酸溶碱沉淀提取分离方法和技能。

岗位情景模拟

情景描述　某患者因腹泻、呕吐到附近药店购买药品，驻店药师根据其描述病情特点判断为细菌感染型腹泻，给他介绍了药品盐酸小檗碱片，患者服药后病情得到明显改善。

小檗碱，曾用名黄连素，是从黄连、黄柏、三颗针等黄连属植物根茎中提取的生物碱，具有显著的抑菌作用，可用于部分类型的感染型腹泻。常用的盐酸小檗碱片是每片含盐酸小檗碱0.1g的糖衣片。

讨论　临床为什么要把小檗碱制成盐酸盐的形式进行应用？

第一节　概述

PPT

生物碱是人类对天然药物有效成分研究得最早且最多的一类成分。自1806年德国学者 F. W. Sertürner 第一次从鸦片中分离出吗啡以来，迄今已从天然药物中分离得到一万多种生物碱。这些生物碱广泛存在于植物中，如麻黄、苦参、益母草、黄连等，动物中存在较少。

一、含义

生物碱是存在于生物体内的一类具有显著生物活性的含氮有机化合物。大多数生物碱具有较复杂的环状结构，氮原子结合在环内；多数具有碱性，能与酸成盐。

二、分布及存在形式

（一）分布

生物碱主要分布于高等植物中，有100多个科属的双子叶植物中含有生物碱，如防己科、毛茛科、罂粟科和茄科等；单子叶植物中分布较少；裸子植物中分布更少。

（二）存在形式

1. 游离生物碱　部分生物碱在植物体内呈游离状态，是由于其碱性极弱，不易或不能与酸生成稳定的盐。

2. 生物碱盐　多数生物碱在植物体内与共存的有机酸结合成盐存在，常见与生物碱成盐的有机酸有酒石酸、苹果酸、草酸、柠檬酸和琥珀酸等；也有少数生物碱以无机酸盐的形式存在，如盐酸小檗碱、硫酸吗啡等。

3. 其他　极少数生物碱以苷、酯、酰胺和氮氧化物形式存在，如氧化苦参碱。

三、生物活性

生物碱大多有明显的生物活性。如麻黄生物碱具有止咳、平喘作用；槟榔碱具有驱绦虫作用；黄连生物碱具有抗菌消炎作用；萝芙木中的利血平具有降压作用；颠茄中的莨菪碱具有解痉、镇痛作用；喜树生物碱、长春花生物碱、红豆杉中的紫杉醇等具有抗癌活性；冬虫夏草中的虫草素具有抗菌、抗病毒、抗肿瘤作用；延胡索乙素、吗啡有镇痛作用等。

你知道吗

吗　啡

吗啡是存在于阿片中的生物碱，具有强烈的镇痛、镇静作用，能抑制大脑呼吸中枢使呼吸减慢，还能抑制咳嗽中枢从而产生镇咳作用。临床上吗啡常制成盐酸盐、硫酸盐等形式作为晚期癌症患者的止痛剂。

长期吸食者对吗啡产生严重的依赖性，若突然停止使用会产生戒断综合征，表现为流泪、流涕、出汗、瞳孔散大、血压升高、心率加快、呕吐、腹痛、腹泻等症状。

吗啡极易成瘾，长期使用可使记忆力减退，出现幻觉等精神失常症状；大剂量使用甚至会因呼吸停止而死亡。因此，吗啡已成为受到全世界关注的毒品，其使用受到严格管制。作为有志青年，应遵纪守法，珍爱生命，远离毒品。

重点知识回顾

1. 生物碱的含义　生物碱是存在于生物体内的一类具有显著生物活性的含氮有机化合物。

2. 生物碱的主要存在形式　游离生物碱；生物碱盐。

PPT

第二节　结构与分类

生物碱类化合物种类繁多，结构复杂，其分类方法也比较复杂，如按植物来源分类、按生源关系分类、按化学结构分类等。目前多采用化学结构分类法，常见的生物碱结构类型见表 3 – 1。

表 3 – 1 生物碱的结构类型及实例

结构类型	代表化合物	生物活性
一、有机胺类生物碱 （氮原子在环外）	麻黄碱	存在于麻黄中，具有止咳平喘作用
二、杂环类生物碱 （氮原子在环内） 1. 吡咯衍生物 吡咯	红古豆苦杏仁酸酯	红古豆碱存在于曼陀罗、颠茄等茄科植物中，本身无药用价值，但其衍生物红古豆苦杏仁酸酯，具有类似阿托品类药物的散瞳、抑制腺体分泌、舒张平滑肌、降压等作用
2. 吡啶衍生物 吡啶	槟榔碱　槟榔次碱	存在于槟榔中，具有驱绦虫作用
3. 莨菪烷衍生物 莨菪烷	莨菪碱	存在于颠茄中，具有解痉、镇痛、散瞳、解磷中毒等作用
4. 喹啉衍生物 喹啉	喜树碱	存在于喜树的木部、根皮和种子中，具有抗癌活性，对直肠癌和白血病有疗效
5. 异喹啉衍生物 异喹啉	小檗碱	存在于黄连、黄柏皮、三颗针等中药中，具有抗菌消炎作用，用于治疗胃肠炎、细菌性痢疾等
	R=OH 吗啡；R=OCH₃ 可待因	存在于鸦片中，吗啡具有镇痛、镇静作用；可待因具有镇咳作用

结构类型	代表化合物	生物活性
6. 吲哚衍生物 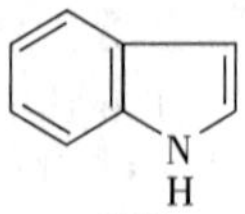 吲哚	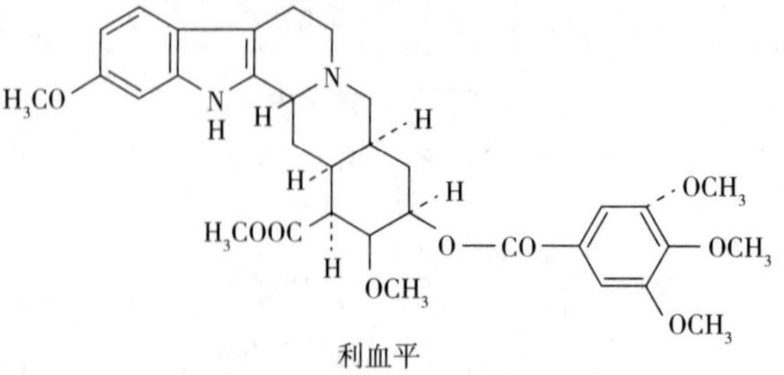 利血平	存在于萝芙木中，具有降压作用
7. 其他杂环生物碱 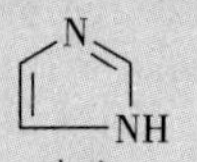 咪唑	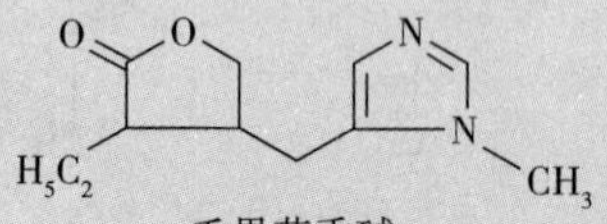 毛果芸香碱	存在于毛果芸香的叶子中，用于治疗青光眼
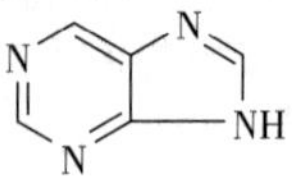 嘌呤	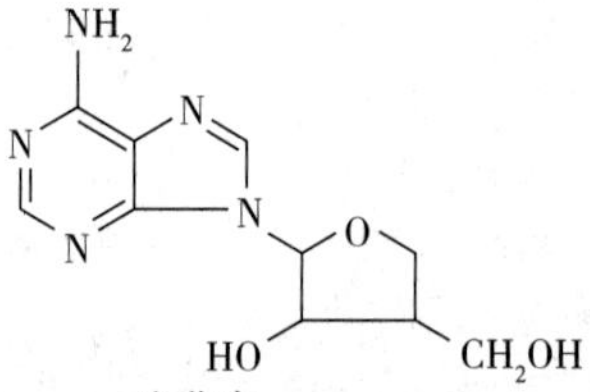 虫草素	存在于中药冬虫夏草中，具有抗菌、抗病毒、抗肿瘤的作用
三、甾类生物碱 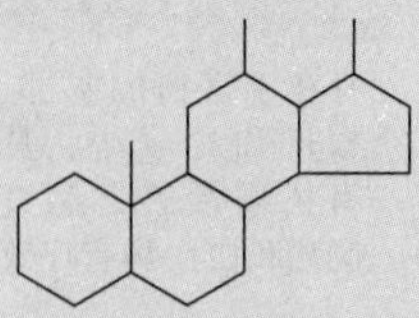 胆甾烷型	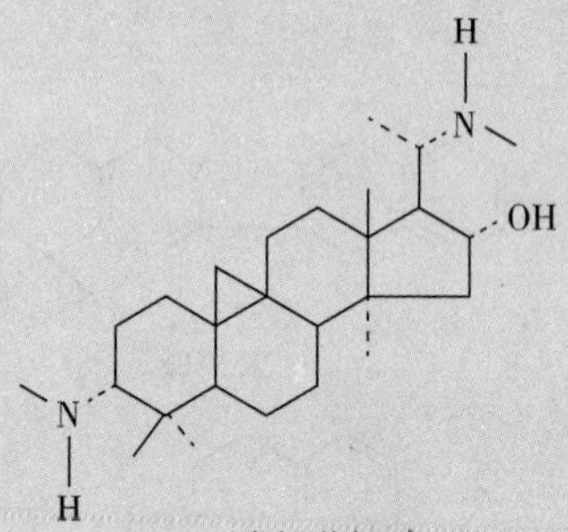 环常绿黄杨碱D	存在于黄杨木中，具有抗心律不齐、强心作用
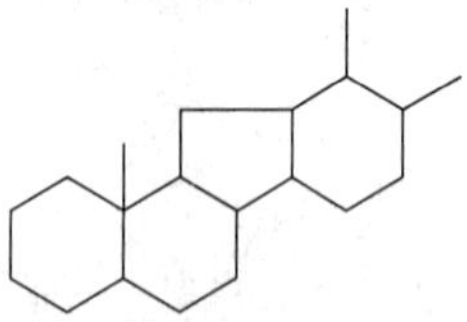 异胆甾烷型	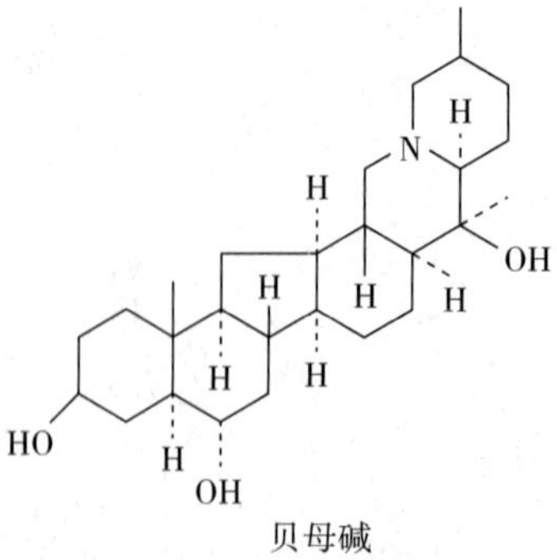 贝母碱	存在于中药川贝母和浙贝母中，具有止咳化痰、清热散结的作用

续表

结构类型	代表化合物	生物活性
四、萜类生物碱 （具有单萜、倍半萜、二萜、三萜等基本结构）	紫杉醇	存在于红豆杉中，具有抗癌活性，主要用于肺癌、淋巴癌、卵巢癌、乳腺癌等的治疗
	乌头碱	存在于乌头中，具有镇痛、消炎、麻醉、降压等作用

你知道吗

乌头碱的毒性在炮制过程中的变化

乌头类生药有毒，有毒的成分为乌头碱，其毒性极大，产生毒性的根源是其结构中的两个酯键。若将乌头碱在稀碱水溶液（或中性水溶液）中加热，两个酯键可被水解，生成乌头原碱，毒性极小。这就是中医用乌头、附子必经炮制的原因。

重点知识回顾

生物碱按化学结构分类法主要分为两类：①有机胺类生物碱（氮原子在环外）；②杂环类生物碱（氮原子在环内）。

第三节 理化性质

PPT

一、性状

生物碱在常温常压下，多为结晶形或粉末状固体，少数小分子生物碱如烟碱、槟榔碱呈液态。液体生物碱多有挥发性，在常压下可随水蒸气蒸馏。小分子固体生物碱具有挥发性，如麻黄碱，可利用水蒸气蒸馏法提取。极少数生物碱有升华性，如咖啡碱。

多数生物碱有苦味，少数有甜味，如甜菜碱。

你知道吗

烟 碱

　　烟碱，俗称尼古丁，是一种存在于茄科植物（茄属）中的生物碱，也是烟草的重要成分。尼古丁会使人上瘾或产生依赖性，重复使用尼古丁增加心跳速率和升高血压并降低食欲。大剂量的尼古丁会引起呕吐、恶心，严重时引起死亡。对烟草中的尼古丁上瘾是许多吸烟者无法戒掉烟瘾的重要原因。

二、溶解性

（一）游离生物碱 e 微课

　　1. 脂溶性生物碱　易溶于三氯甲烷、乙醚、苯等亲脂性有机溶剂，可溶于甲醇、乙醇、丙酮，溶于酸水，不溶或难溶于水和碱水。

　　2. 水溶性生物碱　主要是季铵型生物碱，如小檗碱，因其碱性强，离子化程度大，故易溶于水。

　　3. 两性生物碱　具有酚羟基或羧基，呈酸碱两性，故既溶于酸水，又溶于碱水，如吗啡和槟榔次碱。

（二）生物碱盐

　　生物碱盐一般易溶于水，可溶于甲醇、乙醇，难溶于亲脂性有机溶剂。个别生物碱盐例外，如盐酸小檗碱难溶于水。生物碱溶解性见图 3-1。

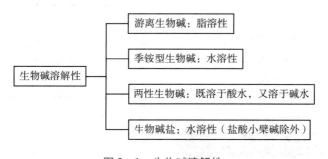

图 3-1　生物碱溶解性

请你想一想

　　分析小檗碱的溶解性，并说明从中药黄连中提取小檗碱可选用哪些溶剂？

三、碱性

　　根据酸碱电子理论和质子理论，凡是能给出电子或接受质子的物质为碱；生物碱分子中氮原子上的孤对电子，具有给出电子或接受质子的能力而显碱性，能与酸成盐溶于水。

$$\diagdown N : + H^+ = \left[\diagdown N : H \right]^+$$

生物碱　　　　　　生物碱盐

生物碱的碱性强度表示方法

生物碱的碱性强度常用其共轭酸的解离常数 pK_a 表示。pK_a 值越大，碱性越强。

强碱	中强碱	弱碱	极弱碱
$pK_a > 11$	$pK_a = 7 \sim 11$	$pK_a = 2 \sim 7$	$pK_a < 2$

季铵碱一般为强碱，如小檗碱 $pK_a = 11.50$，呈强碱性。

生物碱的碱性大小受氮原子的杂化方式、电性效应、空间效应及分子内氢键形成等因素的影响。由于生物碱结构中氮原子的结合状态和所处的化学环境不同，受到的影响也不相同，从而表现出碱性强弱不同，一般有如下规律。

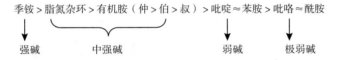

季铵 > 脂氮杂环 > 有机胺（仲 > 伯 > 叔） > 吡啶 ≈ 苯胺 > 吡咯 ≈ 酰胺

强碱	中强碱	弱碱	极弱碱

请你想一想

比较莨菪碱与东莨菪碱的碱性强弱

莨菪碱　　　　　　　　　　　东莨菪碱

东莨菪碱分子结构中，氮原子附近的三元氧环形成空间位阻，降低氮原子给出电子的能力，请问东莨菪碱与莨菪碱相比谁的碱性强？

重点知识回顾

1. 溶解性　①游离生物碱脂溶性；②季铵型生物碱水溶性；③生物碱盐水溶性。

2. 碱性　①碱性的产生：氮原子能给出电子而显碱性。②碱性的规律：季铵 > 脂氮杂环 > 有机胺（仲 > 伯 > 叔） > 吡啶 ≈ 苯胺 > 吡咯 ≈ 酰胺。

第四节　检识

PPT

一、化学检识——沉淀反应

生物碱在酸性水溶液中能和某些试剂生成难溶于水的复盐或分子复合物沉淀，这种反应称为生物碱沉淀反应。这种能与生物碱形成沉淀的试剂称为生物碱沉淀试剂。

生物碱沉淀试剂根据其组成分为碘化物复盐类、重金属盐类和大分子酸类。常用品种见表3-2。

表3-2　常用的生物碱沉淀试剂

试剂名称	化学组成	反应现象
碘－碘化钾试剂	I_2 – KI	红棕色无定形沉淀
碘化铋钾试剂	$KBiI_4$	橘红色至黄色无定形沉淀
碘化汞钾试剂	HgI_2 – 2KI	类白色沉淀（若加过量试剂，沉淀又被溶解）
雷氏铵盐（硫氰酸铬铵）试剂	$NH_4^+ [Cr(NH_3)_2(SCN)_4]^-$	生成红色沉淀或结晶（用于季铵碱的分离）

生物碱沉淀反应一般在酸性条件下进行，由于各种生物碱对试剂的灵敏度不同，所以在检识生物碱时，应用三种以上试剂同时试验，综合判断结果。另外，应注意由于蛋白质、多糖、鞣质等成分也可与生物碱沉淀试剂产生沉淀，出现假阳性反应，对试验产生干扰，因此只有排除这些干扰后的试验结果才比较可靠。仲胺类生物碱（如麻黄碱）一般不易与生物碱沉淀试剂反应，因此，在结果判断时需慎重。

> **请你想一想**
>
> 1. 如何检验某中药材中是否有生物碱存在？
> 2. 生物碱沉淀反应有哪些应用？

你知道吗

生物碱沉淀反应排除干扰的方法

水溶液中的蛋白质、多糖、鞣质等成分可与生物碱沉淀试剂产生沉淀，出现假阳性反应，因此在检识时应排除这些成分对试验结果的干扰。方法是：将酸水提取液先碱化，以三氯甲烷萃取，分取三氯甲烷层，再用酸水萃取，所得酸水层部分作为沉淀反应的供试液。

二、色谱检识

（一）薄层色谱法

吸附薄层色谱法，常选用硅胶和氧化铝作为吸附剂。硅胶本身显弱酸性，直接用于分离和检识生物碱时，与碱性强的生物碱可形成盐而使斑点 R_f 值很小或出现拖尾，影响检识效果。为了避免拖尾现象，在制板时可加稀碱溶液制成碱性硅胶薄层；或者在展开剂中加入少量二乙胺；也可以在色谱缸中放置一小杯氨水，使其在碱性环境中展开。

观察生物碱薄层色谱结果常用以下方法。①用改良的碘化铋钾试剂喷雾显色，多显橙色斑点；②直接在自然光或紫外灯下观察斑点，此法适用于有颜色或荧光的生物碱。

（二）纸色谱法

适合于分离和检识水溶性生物碱、生物碱盐和脂溶性生物碱。固定相一般用水、甲酰胺，展开剂可用正丁醇-冰醋酸-水（4∶1∶5上层）。

重点知识回顾

1. 沉淀反应　即生物碱在酸性水溶液中能与生物碱沉淀试剂形成沉淀的反应。常用的生物碱沉淀试剂，如碘化铋钾、碘化汞钾、碘-碘化钾。

2. 色谱检识法　生物碱的吸附薄层色谱常在碱性的系统中进行。常用的显色剂为改良的碘化铋钾。

第五节　提取与分离

PPT

一、提取

（一）酸水提取法

利用生物碱一般具有碱性，可溶于酸水的性质进行提取。常用的酸水有 $0.5\% \sim 1\%$ 的盐酸、硫酸等。提取的操作多用浸渍法、煎煮法和渗漉法。将酸水提取液碱化，可使生物碱沉淀析出。工艺流程如下。

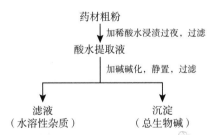

酸水提取法的提取液体积较大，浓缩困难，所含的水溶性杂质多。对酸水液的后处理，除了上述所用的沉淀法外，还可以用萃取法；而季铵碱可用正丁醇萃取法或雷氏铵盐沉淀法。

（二）乙醇提取法

利用游离生物碱及其盐均可溶于乙醇的性质进

请你想一想

如果以上工艺改用萃取法对酸水提取液进行后处理，应选用什么萃取溶剂，请写出提取分离的工艺流程。

行提取。常用60%～95%乙醇，采用回流、渗漉等操作技术。采用醇提取法时水溶性杂质如多糖、蛋白质较少提出，但脂溶性杂质较多。可将醇提取液浓缩，加酸水使生物碱转变成水溶性的生物碱盐，与不溶于水的脂溶性杂质分离。

（三）亲脂性有机溶剂提取法

利用游离生物碱易溶于亲脂性有机溶剂的性质进行提取。常用溶剂有三氯甲烷、乙醚、乙酸乙酯等，采用回流法或连续回流法。方法是将药材先用少量碱水（氨水和石灰水等）湿润，以保证生物碱游离，然后选择适宜的亲脂性有机溶剂回流，回收有机溶剂即得总生物碱。此法溶剂的选择性较高，提取的杂质较少，易于进一步纯化；但溶剂价格昂贵、毒性大、易燃易爆，对设备要求高，不适合大量生产。

二、分离

一种药材往往含有多种生物碱，所以用上述方法提取得到的一般是总生物碱，是生物碱的混合物。要制备生物碱单体，还需要进一步分离。

（一）生物碱的初步分离

根据生物碱碱性和溶解性的差异，可将总生物碱分离成弱碱、中强碱和强碱。流程如下。

```
                    总生物碱
                      │加酸水溶解，过滤
                    酸水溶液
                      │加三氯甲烷萃取
           ┌──────────┴──────────┐
        酸水层                三氯甲烷层
                                （弱碱）
           │加氨水调pH 9~10，三氯甲烷萃取
      ┌────┴────┐
    碱水层        三氯甲烷层
   （强碱）      （中强碱）
```

（二）生物碱单体的分离

1. 利用生物碱碱性的差异进行分离　例：莨菪碱和东莨菪碱的分离。

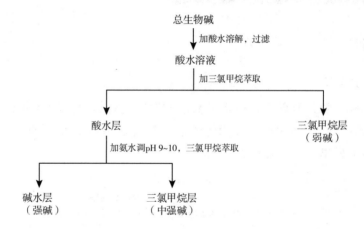

莨菪碱（pK_a=9.65）　　　　　　东莨菪碱（pK_a=7.50）

由于东莨菪碱结构中三元氧环的空间位阻作用，使氮原子给出电子对的能力减弱，其碱性也比莨菪碱弱，借此可将两者分离。

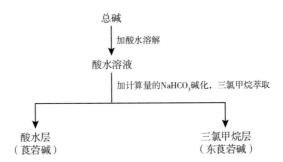

2. 利用游离生物碱在有机溶剂中溶解度的差异进行分离 例：苦参碱与氧化苦参碱的分离。

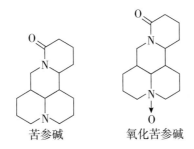

苦参碱　　　　氧化苦参碱

由于氧化苦参碱比苦参碱结构多一个 N→O 半极性键，故其极性比苦参碱大。具体表现在虽然两者都溶于三氯甲烷，但苦参碱溶于乙醚，而氧化苦参碱难溶于乙醚，借此可将两者分离。

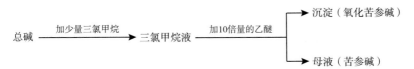

3. 利用生物碱盐在水中溶解度的差异进行分离 不同生物碱盐在水中的溶解性可能存在差异，利用这种差异可分离生物碱。如利用草酸麻黄碱在水中溶解度小于草酸伪麻黄碱将两者分离。

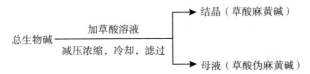

4. 利用色谱法进行分离 对结构相似、性质相近的生物碱，用常规的方法难以分离时，用色谱法进行分离，往往能获得满意的效果。

请你想一想

1. 生物碱的提取方法有哪些？

2. 生物碱单体的分离依据有哪些？请举例说明。

重点知识回顾

1. 提取方法 酸水提取法原理是利用生物碱一般具有碱性，可溶于酸水，不溶于碱水的性质进行提取。

2. 分离依据

（1）根据生物碱碱性的差异进行分离。

（2）根据游离生物碱在有机溶剂中溶解度的差异进行分离。

（3）根据生物碱盐在水中溶解度的差异进行分离。

第六节　生物碱应用实例

一、麻黄生物碱类

麻黄为麻黄科植物草麻黄（*EpHedra sinica* Stapf）、中麻黄（*EpHedra intermedia* Schrenk et C. A. Mey.）或木贼麻黄（*EpHedra equisetina* BgE.）的干燥草质茎。具有发汗散寒、宣肺平喘、利水消肿的功效，用于风寒感冒、胸闷咳喘、风水浮肿及支气管哮喘等的治疗。

（一）化学成分

麻黄中含有多种生物碱。总碱含量高达 1.3%，其中以麻黄碱为主，其含量占总碱 40%～90%，其次为伪麻黄碱，此外还含甲基麻黄碱、甲基伪麻黄碱、去甲基麻黄碱、去甲基伪麻黄碱等。

麻黄生物碱属于有机胺类生物碱。麻黄碱和伪麻黄碱互为立体异构体。

L-麻黄碱　　　　D-伪麻黄碱

（二）理化性质

1. 性状 麻黄碱和伪麻黄碱为无色结晶，两者均具有挥发性。

2. 碱性 麻黄碱和伪麻黄碱具有仲胺结构，属于中强碱。由于氢键作用和空间效应的影响，伪麻黄碱的碱性稍强于麻黄碱。

3. 溶解性 游离麻黄碱和伪麻黄碱易溶于乙醇，可溶于三氯甲烷、乙醚、苯，麻黄碱可溶于水，伪麻黄碱的水溶性比麻黄碱小。但草酸麻黄碱难溶于水，而草酸伪麻黄碱可溶于水，借此可将二者分离。

（三）化学检识

麻黄生物碱与大多生物碱沉淀试剂不产生沉淀，常用如下方法检识。

1. 二硫化碳-硫酸铜反应 在麻黄碱或伪麻黄碱的乙醇溶液中，加入二硫化碳、硫酸铜和氢氧化钠试剂各 2 滴，产生黄棕色沉淀。

2. 硫酸铜-氢氧化钠反应 在麻黄碱或伪麻黄碱的水溶液中，加入硫酸铜和氢氧化钠试剂，溶液显蓝紫色，加入乙醚振摇、放置后，乙醚层显紫红色，水层显蓝色。

（四）提取分离

1. 溶剂提取法 可利用热水或有机溶剂提取。

2. 水蒸气蒸馏法 利用游离麻黄碱和伪麻黄碱均具有挥发性，可用水蒸气蒸馏法提取。

【工艺流程】

麻黄碱和伪麻黄碱可利用两者草酸盐溶解度的差异进行分离。

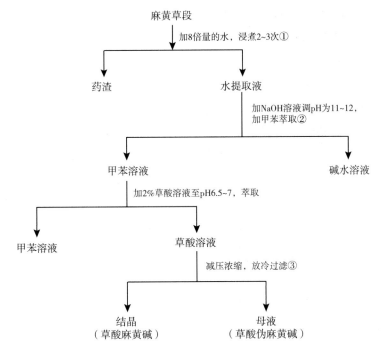

注：①麻黄生物碱在药材中以盐的形式存在，可溶于水。②碱化，使游离生物碱溶于甲苯中，与水溶性杂质相分离。③草酸麻黄碱难溶于水，草酸伪麻黄碱可溶于水，借此将两者相分离。

你知道吗

麻黄碱

麻黄碱为拟肾上腺素药，能松弛支气管平滑肌、收缩血管。临床主要用于治疗习惯性支气管哮喘和预防哮喘发作。

麻黄碱是制作冰毒最主要的原料。根据《危险化学品安全管理条例》、《易制毒化学品管理条例》，麻黄碱受公安部门管制。

由于大部分感冒药中含有麻黄碱成分，有可能被不法分子大量购买，用于提炼制造毒品。各药店对含麻黄碱成分的美息伪麻片、复方盐酸伪麻黄碱缓释胶囊、氨酚伪麻美芬片（日片）/氨麻美敏片（夜片）等数十种常用感冒、止咳平喘药限量销售。

2012 年 9 月 4 日，国家食品药品监督管理局发布《关于加强含麻磺碱类复方制剂管理有关事宜的通知》（国食药监办［2012］260 号），要求销售含麻黄碱类复方制剂的药品零售企业，必须凭执业医师开具的处方销售上述药品，并且应当查验、登记购买者身份证，除处方药按处方剂量销售外，每人每次购买量不得超过 2 个最小零售包装。

二、黄连生物碱类

黄连为毛茛科黄连属植物黄连（*Coptis chinensis* Franch.）、三角叶黄连（*Coptis deltoidea* C. Y. Cheng et Hsiao）或云连（*Coptis teeta* Wall.）的干燥根茎。具有清热燥湿、清心除烦、泻火解毒的功效。

（一）化学成分

黄连中含有异喹啉类生物碱，主要有小檗碱、巴马汀、黄连碱以及甲基黄连碱、药根碱等，其中以小檗碱含量最高，可达 10% 左右。小檗碱又称黄连素，以盐酸盐的形式存在于黄连中。盐酸小檗碱对痢疾杆菌、大肠埃希菌、葡萄球菌和链球菌等均有抑制作用，临床用于治疗细菌性痢疾和胃肠炎等。黄连中生物碱见表 3 - 1。

表 3 - 1　黄连中生物碱组成

黄连生物碱类结构

	R_1	R_2	R_3	R_4	R_5
小檗碱	—CH$_2$—		CH$_3$	CH$_3$	H
黄连碱	—CH$_2$—		—CH$_2$—		H
甲基黄连碱	—CH$_2$—		—CH$_2$—		CH$_3$
巴马汀	CH$_3$	CH$_3$	CH$_3$	CH$_3$	H
药根碱	H	CH$_3$	CH$_3$	CH$_3$	H

（二）理化性质

1. 性状　小檗碱为黄色长针状结晶，含 5.5 分子结晶水。盐酸小檗碱为黄色小针状结晶。

2. 碱性　小檗碱属季铵型生物碱，其离子化程度大，呈强碱性（pK_a =11.50）。

3. 溶解性　游离小檗碱能缓缓溶于冷水，易溶于热水和热乙醇，难溶于丙酮、三氯甲烷、苯等有机溶剂。小檗碱的盐酸盐在冷水中的溶解度较小，易溶于沸水，而硫酸盐在水中的溶解度较大。

（三）化学检识

1. 沉淀反应　小檗碱能与生物碱沉淀试剂生成沉淀，可用于检识。

2. 丙酮加成反应　在盐酸小檗碱的水溶液中，加入氢氧化钠使呈碱性，加入丙酮数滴，即生成黄色结晶性的小檗碱丙酮加成物。

3. 漂白粉呈色反应 在小檗碱的酸性水溶液中，加入适量漂白粉（或通入氯气），溶液显樱红色。若加入 5% 没食子酸乙醇溶液 2～3 滴，蒸干，趁热加入硫酸数滴，即显深绿色。

（四）提取分离

利用小檗碱的硫酸盐易溶于水，而盐酸盐难溶于水的性质进行提取分离。目前生产上制备盐酸小檗碱，一般以三颗针和黄柏为原料。

【工艺流程】

黄连中盐酸小檗碱的提取分离如下流程。

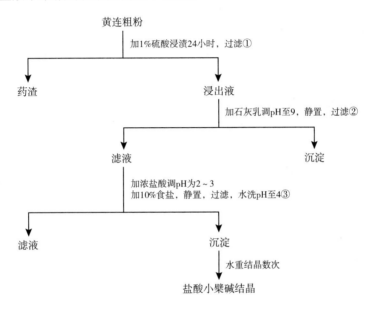

注：①小檗碱的硫酸盐在水中的溶解度大。②加石灰乳调 pH 至 9，中和硫酸，产生硫酸钙沉淀，而小檗碱游离溶于水，与杂质分离。③小檗碱盐酸盐难溶于水，盐析可加快沉淀。

> **请你想一想**
>
> 请模拟以上工艺写出用石灰水浸渍法从黄柏中提取分离小檗碱的工艺流程，并说明其提取分离的原理。

目标检测

一、选择题

（一）单项选择题

1. 生物碱结构最显著的特征是含有（　　）

A. C   B. H   C. O

D. N   E. S

2. 麻黄碱的结构类型是 (　　)

    A. 有机胺类　　　　　　B. 吡咯类　　　　　　　C. 吡啶类

    D. 喹啉类　　　　　　　E. 异喹啉类

3. 可用水蒸气蒸馏法提取的生物碱是 (　　)

    A. 吗啡碱　　　　　　　B. 小檗碱　　　　　　　C. 麻黄碱

    D. 苦参碱　　　　　　　E. 莨菪碱

4. 具有升华性的生物碱是 (　　)

    A. 烟碱　　　　　　　　B. 莨菪碱　　　　　　　C. 小檗碱

    D. 麻黄碱　　　　　　　E. 咖啡碱

5. 一般为水溶性且碱性最强的是 (　　)

    A. 季铵碱　　　　　　　B. 叔胺碱　　　　　　　C. 仲胺碱

    D. 伯胺碱　　　　　　　E. 酰胺

6. 生物碱盐一般难溶于 (　　)

    A. 水　　　　　　　　　B. 酸水　　　　　　　　C. 甲醇

    D. 乙醇　　　　　　　　E. 乙醚

7. 生物碱碱性表示方法常用 (　　)

    A. K_a　　　　　　　　B. K_b　　　　　　　　C. pK_a

    D. pK_b　　　　　　　E. pH

8. 下列为某些生物碱的 pK_a 值，其中碱性最强的是 (　　)

    A. 11.50　　　　　　　B. 9.74　　　　　　　　C. 10.70

    D. 10.64　　　　　　　E. 1.42

9. 下列碱性最弱的是 (　　)

    A. 伯胺碱　　　　　　　B. 叔胺碱　　　　　　　C. 仲胺碱

    D. 酰胺　　　　　　　　E. 季铵碱

10. 东莨菪碱碱性比莨菪碱弱是由于存在的影响因素是 (　　)

    A. 电性效应　　　　　　B. 空间位阻　　　　　　C. 分子内氢键

    D. 氮原子的杂化方式　　E. 羟基数目

11. 生物碱沉淀反应的条件是 (　　)

    A. 水　　　　　　　　　B. 酸水　　　　　　　　C. 碱水

    D. 95% 乙醇　　　　　　E. 苯

12. 常用于检识生物碱类成分的沉淀试剂是 (　　)

    A. 盐酸 - 镁粉　　　　　B. 碘化铋钾　　　　　　C. 三氯化铁

    D. 三氯化铝　　　　　　E. 醋酸镁

13. 常用于分离季铵碱的是 (　　)

    A. 雷氏铵盐　　　　　　B. 碘化铋钾　　　　　　C. 碘化汞钾

    D. 碘 - 碘化钾　　　　　E. 氯水

14. 吸附薄层色谱法检识生物碱一般采用的系统是（　　）

    A. 中性 　　　　 B. 碱性 　　　　　 C. 酸性

    D. 醇性 　　　　 E. 盐水

15. 生物碱薄层色谱法常用的显色剂是（　　）

    A. 改良的碘化铋钾 　 B. 碘化铋钾 　　　　 C. 三氯化铁

    D. 三氯化铝 　　　 E. 醋酸镁

16. 酸溶碱沉淀法适合提取分离的成分是（　　）

    A. 黄酮 　　　　 B. 蒽醌 　　　　　 C. 强心苷

    D. 皂苷 　　　　 E. 生物碱

17. 用亲脂性有机溶剂提取法提取生物碱前湿润药材时一般要用（　　）

    A. 水 　　　　　 B. 酸水 　　　　　 C. 碱水

    D. 95% 酒精 　　 E. 苯

18. 分离水溶性生物碱与水溶性杂质可用何种溶剂从生物碱碱水溶液中萃取（　　）

    A. 甲醇 　　　　 B. 乙醇 　　　　　 C. 丙酮

    D. 正丁醇 　　　 E. 三氯甲烷

19. 从苦参总碱中分离苦参碱和氧化苦参碱是利用二者（　　）

    A. 在水中溶解度不同 　　　　 B. 在乙醚中溶解度不同

    C. 在乙醇中溶解度不同 　　　　 D. 在三氯甲烷中溶解度不同

    E. 在苯中溶解度不同

20. 常利用草酸盐溶解度不同分离的生物碱是（　　）

    A. 苦参生物碱 　　 B. 黄连生物碱 　　 C. 颠茄生物碱

    D. 麻黄生物碱 　　 E. 三颗针生物碱

（二）配伍选择题

[21~25 题共用备选答案]

A. 橘红色至黄色沉淀 　 B. 红棕色沉淀 　　 C. 樱红色

D. 类白色沉淀 　　　 E. 深绿色

21. 生物碱与碘化铋钾试剂反应产生（　　）

22. 生物碱与碘化汞钾试剂反应产生（　　）

23. 生物碱与碘-碘化钾试剂反应产生（　　）

24. 小檗碱与漂白粉试剂反应呈（　　）

25. 小檗碱与没食子酸-浓硫酸试剂反应呈（　　）

（三）多项选择题

26. 游离碱一般可溶于（　　）

    A. 三氯甲烷 　　　 B. 酸水 　　　　　 C. 碱水

    D. 水 　　　　　 E. 醇

27. 提取小檗碱可用的溶剂是 （　　　）

　　A. 稀盐酸　　　　　　　B. 稀硫酸　　　　　　　C. 石灰水

　　D. 三氯甲烷　　　　　　E. 乙醇

28. 常用的提取分离生物碱的方法有 （　　　）

　　A. 酸溶碱沉淀法　　　　　　　B. 碱溶酸沉淀法

　　C. 水提取乙醇沉淀法　　　　　D. 乙醇溶剂提取法

　　E. 亲脂性有机溶剂提取法

29. 生物碱常用的检识试剂有 （　　　）

　　A. 碘化铋钾　　　　　B. 碘化汞钾　　　　　　　C. 漂白粉

　　D. 氢氧化钠 – 丙酮试剂 E. 硫酸铜 – 氢氧化钠

30. 生物碱沉淀反应可用于 （　　　）

　　A. 预试天然药物中是否存在生物碱　　　B. 判断生物碱提取是否完全

　　C. 分离过程中跟踪生物碱　　　　　　　D. 分离纯化水溶性生物碱

　　E. 薄层色谱时生物碱的显色剂

二、思考题

某患者因感冒多天未痊愈，经朋友介绍到附近药店购买药品复方盐酸伪麻黄碱缓释胶囊，驻店药师因为复方盐酸伪麻黄碱缓释胶囊里含有伪麻黄碱成分，要求患者出示身份证登记后才可购买。请查阅相关资料了解含有麻黄碱类相关成分的药品管理方法，写出麻黄碱与伪麻黄碱的提取分离工艺流程并说明其原理。

（符少莲）

书网融合……

　　　e 微课　　　　　　划重点　　　　　　自测题

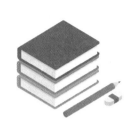

第四章 糖和苷类

学习目标

知识要求

1. **掌握** 糖和苷类化合物的分类、理化性质和检识方法。
2. **熟悉** 糖和苷类化合物的基本结构特点、提取原理及方法。
3. **了解** 糖和苷类化合物在植物界的分布及生物活性。

能力要求

1. 会运用化学方法检识糖和苷类化合物。
2. 会运用糖和苷类化合物溶解性对糖和苷类化合物进行提取。

第一节 糖类

PPT

岗位情景模拟

情景描述 星期天，小芳像往常一样在药店上班。突然一名50多岁的女士晕倒在药店门口，小芳马上上前搀扶，发现女士出汗、乏力、颤抖、面色苍白，有可能是低血糖。于是尝试冲了一杯葡萄糖水让女士喝下，10分钟后女士症状缓解，小芳让女士到旁边包子铺买个馒头吃下，女士非常感谢。

讨论 1. 发现女士有可能是低血糖症状，为什么是喝葡萄糖水而不是直接吃馒头？
     2. 葡萄糖和馒头里面的淀粉都属于哪一类化合物，区别是什么，我们生活中都用到他们吗？

一、概述

糖类又称碳水化合物，是植物光合作用的主要产物，占植物干重的80% ~ 90%。天然药物如地黄、茯苓、昆布、何首乌、枸杞等均含有丰富的糖类，同时糖类还是苷类成分结构中的重要组成部分。

一直以来天然药物中的糖类被认为是无效成分，但随着研究深入，发现某些糖类有很好的药用价值。如灵芝中的多糖具有增强免疫功能的作用，蘑菇中的多糖具有抗癌作用，人参中的多糖能降血糖，芦荟中的多糖具有杀菌、抗病毒、护肤、美容等作用。

二、定义与分类

糖类是多羟基醛或多羟基酮类化合物及其分子间脱水而形成的缩聚物的总称。

根据能否水解和水解所得单糖个数的情况不同，可分为单糖、低聚糖和多糖三大类。

（一）单糖

单糖是组成糖类及其衍生物的基本单位。自然界存在的单糖大多为五碳糖和六碳糖，如阿拉伯糖、D-葡萄糖、D-果糖等。其结构类型见表4-1。

表4-1　单糖的主要结构类型及分类

结构类型	结构实例	存在及生物活性
五碳醛糖	L-阿拉伯糖	阿拉伯糖又称果胶糖，常以与其他单糖结合形式存在于植物果浆、胶体、半纤维素、果胶酸中，是一种在减肥、控制糖尿病等方面具有应用前景的"健康糖"
六碳醛糖	D-葡萄糖	葡萄糖是生物体内新陈代谢不可缺少的营养物质，是生物体的主要供能物质。临床上常用5%葡萄糖注射液来补充能量和体液，也常作为药物稀释剂
六碳酮糖	D-果糖	果糖是一种最为常见的己酮糖。存在于蜂蜜、水果中，可与葡萄糖结合成蔗糖。D-果糖是最甜的单糖

你知道吗

单糖的 D/L 构型

单糖的结构常用费歇尔（Fischer）投影式和哈沃斯（Haworth）投影式表示。单糖的构型以末位手性碳（＊）原子上取代基（多为羟基或羟甲基）的方向不同而确定，在 Fischer 投影式中向右的为 D-型糖，向左的为 L-型糖，在 Haworth 投影式中向上的为 D-型糖，向下的为 L-型糖。如：

费歇尔（Fischer）投影式　　　哈沃斯（Haworth）投影式

D-葡萄糖

费歇尔（Fischer）投影式　　　哈沃斯（Haworth）投影式

L-鼠李糖

（二）低聚糖

低聚糖是由 2～9 个单糖分子通过糖苷键聚合而成的。天然药物中常见的低聚糖大多是由 2～3 个单糖分子组成的二糖或三糖，如麦芽糖（葡萄糖＋葡萄糖）、蔗糖（葡萄糖＋果糖）、芸香糖（葡萄糖＋鼠李糖）、龙胆糖（果糖＋2 葡萄糖）等。其结构类型见表 4－2。

表 4－2　低聚糖的结构类型及分布

结构类型	结构实例	生物活性
二糖	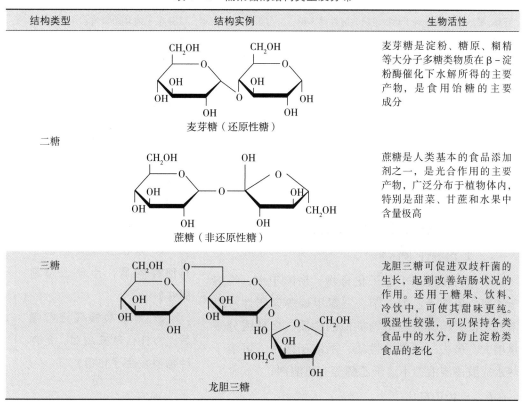麦芽糖（还原性糖） 蔗糖（非还原性糖）	麦芽糖是淀粉、糖原、糊精等大分子多糖类物质在 β - 淀粉酶催化下水解所得的主要产物，是食用饴糖的主要成分 蔗糖是人类基本的食品添加剂之一，是光合作用的主要产物，广泛分布于植物体内，特别是甜菜、甘蔗和水果中含量极高
三糖	龙胆三糖	龙胆三糖可促进双歧杆菌的生长，起到改善结肠状况的作用。还用于糖果、饮料、冷饮中，可使其甜味更纯。吸湿性较强，可以保持各类食品中的水分，防止淀粉类食品的老化

你知道吗

还原糖与非还原糖

低聚糖根据有无自由的苷羟基（又称半缩醛羟基），可分为还原性低聚糖和非还原性低聚糖。如麦芽糖的结构中保留有自由苷羟基，因而有还原性，属于还原性低聚糖。蔗糖的结构中无自由苷羟基，无还原性，属于非还原性低聚糖，这类糖经水解以后所生成的单糖具有还原性。

（三）多糖

多糖是指由 10 个分子以上的单糖缩合而成的高分子化合物。天然药物中常见的多糖有淀粉、菊糖、树胶、果胶、黏液质、纤维素以及肝素、硫酸软骨素等。其类型见表 4－3。

表 4 – 3　多糖的结构特征及分布

类型	结构特征	分布情况
淀粉	由多个 α – D – 葡萄糖聚合而成，分为直链淀粉和支链淀粉	主要分布于种子、果实、根、茎类药材中
菊糖、树胶、果胶、黏液质	为果糖的高分子聚合物，组成较为复杂，多与植物中的钙、镁等金属离子结合而存在	菊糖多存在于菊科、桔梗科等植物中；乳香、没药、阿魏等药材中均含有较丰富的树胶；果胶多存在于植物果实中；黏液质多存在于植物薄壁组织的黏液细胞内
肝素、硫酸软骨素	属于动物组织的酸性黏多糖，常与蛋白质结合成蛋白糖存在	肝素广泛分布于哺乳动物组织中；硫酸软骨素主要分布于动物软骨组织中
纤维素	由数千个葡萄糖分子经 β – 1，4 – 糖苷键连接而成	广泛存在于植物组织中，是构成植物支持组织的主要成分

三、理化性质和检识

（一）性状

单糖和低聚糖多为无色或白色结晶，有甜味。多糖为无定形粉末，无甜味，能被酸或酶水解，水解后生成的单糖或低聚糖多有旋光性和还原性。

（二）溶解性 ⓔ 微课

单糖为多羟基小分子化合物，易溶于水，难溶于乙醇，不溶于乙醚、苯、三氯甲烷等亲脂性有机溶剂。低聚糖具有与单糖类似的性质。多糖因分子量增大，失去一般糖的性质，不溶于冷水，可溶于热水成胶体溶液，不溶于乙醇等有机溶剂。

> **请你想一想**
>
> 米饭和馒头都是主食，当我们吃米饭和馒头时不会感觉到它们是甜的，不过当我们咀嚼它们，稍过一会发现越来越甜。
>
> 1. 米饭和馒头里面含有何种物质，为什么没有甜味？
>
> 2. 米饭和馒头经咀嚼后，为什么越来越甜，是何种物质发生了作用？

（三）检识反应

1. 碱性酒石酸铜（Fehling 试剂）反应　用于还原性糖的检识，还原性糖与新鲜配制的 Fehling 试剂发生反应，可产生砖红色的氧化亚铜沉淀。多糖和苷经水解后也可产生此类反应。

$$R - CHO + 2Cu(OH)_2 + NaOH \xrightarrow{\triangle} R - COONa + Cu_2O \downarrow + 3H_2O$$

2. 氨性硝酸银（Tollen 试剂）反应　还原性糖与 Tollen 试剂反应产生金属银，呈银镜或黑色沉淀。

$$R - CHO + AgNO_3 + NH_3 \cdot H_2O \xrightarrow{OH^-}_{\triangle} R - COONH_4 + Ag \downarrow$$

3. α – 萘酚 – 浓硫酸（Molisch 试剂）反应　又称为糠醛形成反应，方法是取供试液加入 3% 的 α – 萘酚乙醇溶液混合后，沿容器壁滴加浓硫酸，在两液层交界处出现紫红色环。单糖、多糖和苷类都可在浓 H_2SO_4 作用下与 α – 萘酚试剂发生反应，此反应也可用于区别苷和苷元。

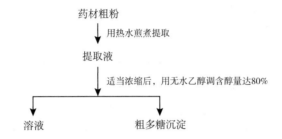

四、提取

糖类是极性大的天然药物成分，能溶于水和稀醇，不溶于亲脂性有机溶剂，从天然药物中提取糖时，一般都是用水或稀醇提取。水提液中的多糖常与其他成分共存，可利用多糖不溶于高浓度乙醇的性质，边搅拌边缓慢往水提取液中加入无水乙醇使含醇量达80%以上，使多糖沉淀析出，过滤收集沉淀物，此法称水提醇沉法，如果多糖为无效成分也用同法除去。

> **请你想一想**
>
> 临床上常用什么试剂来进行糖尿病检验？ 如何检验？

```
            药材粗粉
              │
              │用热水煎煮提取
              ▼
            提取液
              │
              │适当浓缩后，用无水乙醇调含醇量达80%
      ┌───────┴───────┐
      ▼               ▼
    溶液           粗多糖沉淀
```

重点知识回顾

1. 糖类是多羟基醛或多羟基酮类化合物及其分子间脱水而形成的缩聚物的总称。

2. 根据能否水解和连接单糖个数的不同，糖类化合物可分为单糖、低聚糖和多糖三大类。

3. 检识还原性糖可用碱性酒石酸铜（Fehling 试剂）反应或氨性硝酸银（Tollen 试剂）反应，而 α - 萘酚 - 浓硫酸（Molisch 试剂）反应除了检识糖和苷类外，还可用于区别苷和苷元。

第二节 苷类

PPT

实例分析

实例 新年的时候，小明妈妈买了一些年货杏仁，小明好奇尝了一下，发现非常好吃，从此对杏仁念念不忘。近几天，小明妈妈有些咳嗽，到医院开了中药，小明打开其中一个袋子，发现是杏仁，拿起来放进嘴里吃，小明妈妈及时制止，并说："这是苦杏仁，有毒"。

讨论 1. 过年吃的杏仁和苦杏仁有什么区别？

2. 苦杏仁有毒，其毒性成分是什么？根据毒性成分的特点，用什么方法可以降低其毒性？

一、概述

苷类化合物在天然药物中分布很广泛，具有多方面的生物活性，是非常重要的一类天然药物化学成分。

二、定义

苷类又称配糖体，是由糖及其衍生物的端基碳原子上的半缩醛羟基与另一非糖物质脱水缩合而成的化合物。苷中的糖称为苷糖，苷中的非糖部分称为苷元，又称配糖基，连接糖和非糖的化学键称为苷键，形成苷键的原子称为苷键原子。

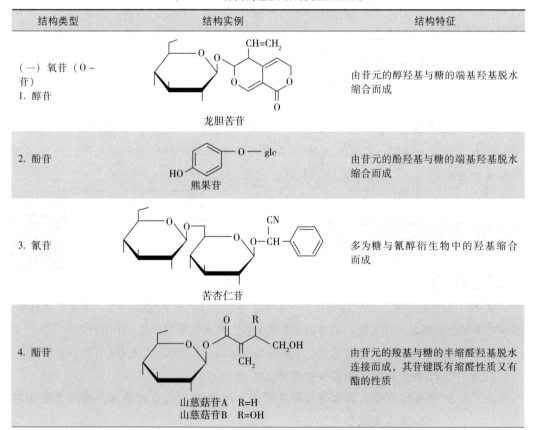

非糖物质　D-葡萄糖　　　　　　　　　苷

三、结构类型

苷类有多种分类方法，通常是根据形成苷的苷键原子不同把苷分为氧苷、硫苷、氮苷和碳苷，其中以氧苷最为常见。苷类结构类型见表4－4。

表4－4　苷类的主要结构类型及实例

结构类型	结构实例	结构特征
（一）氧苷（O-苷） 1. 醇苷	龙胆苦苷	由苷元的醇羟基与糖的端基羟基脱水缩合而成
2. 酚苷	熊果苷	由苷元的酚羟基与糖的端基羟基脱水缩合而成
3. 氰苷	苦杏仁苷	多为糖与氰醇衍生物中的羟基缩合而成
4. 酯苷	山慈菇苷A　R=H 山慈菇苷B　R=OH	由苷元的羧基与糖的半缩醛羟基脱水连接而成，其苷键既有缩醛性质又有酯的性质

续表

结构类型	结构实例	结构特征
（二）硫苷（S-苷）	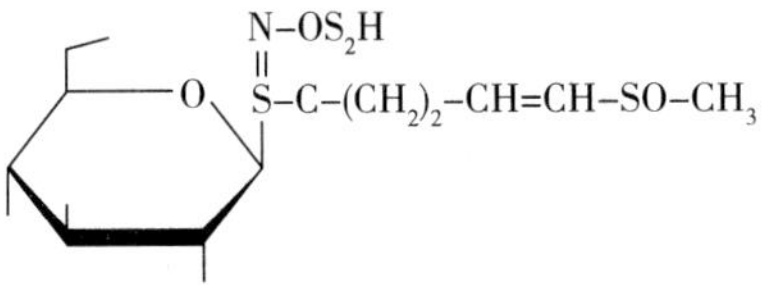 萝卜苷	由糖的半缩醛羟基与苷元上的巯基（-SH）缩合而成
（三）氮苷（N-苷）	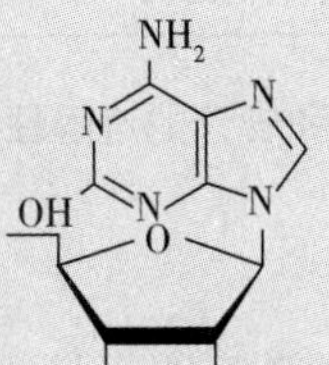 巴豆苷	由糖的端基碳原子与苷元上的氮原子相连接而成。巴豆苷水解后产生的苷元巴豆毒素能抑制蛋白质的合成
（四）碳苷（C-苷）	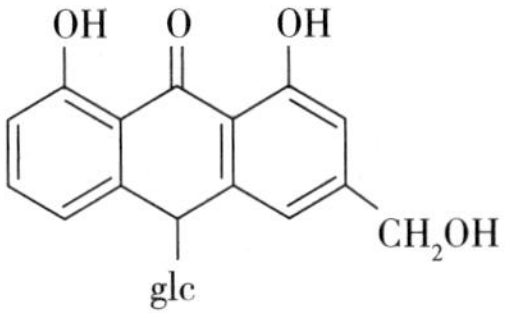 芦荟苷	由糖的端基碳原子与苷元上的碳原子相连接而成

你知道吗

苷的其他分类方法

1. 按存在状态分 原生苷（原存于植物体内的苷）；次生苷（原生苷水解失去部分糖的苷）。

2. 按糖的数目分 单糖苷；双糖苷；三糖苷等。

3. 按苷元种类分 黄酮苷；蒽醌苷；香豆素苷等。

四、理化性质和检识

（一）性状

苷类一般为无定形粉末，有吸湿性。一般无味，少数具苦味、辛辣味或甜味。苷类具旋光性，多呈左旋，无还原性，水解后产生的游离糖具有还原性和右旋光性。

（二）溶解性

苷类因结构中含有苷糖，大多具有亲水性，可溶于水及亲水性有机溶剂，难溶于乙醚、苯等亲脂性有机溶剂。苷元因结构中失去苷糖而亲脂性增强，不溶或难溶于水，可溶或易溶于乙醇、丙酮、三氯甲烷、乙醚、苯等有机溶剂。苷的溶解性与糖的数目及种类、苷元的结构及取代基的极性大小有较大的关系，若苷元的结构较为简单，所含极性基团较多，连接的羟基糖多，则亲水性增强，反之则亲脂性增强。糖、苷和苷元的溶解性见图4-1。

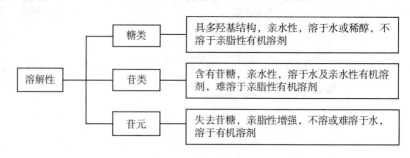

图4-1　糖、苷和苷元的溶解性

（三）水解性

苷类化合物结构中因有苷键，所以在一定条件下可发生水解反应，生成相应的水解产物。

1. 酶催化水解　酶通常催化产生缓和的水解反应，有利于保护苷元和糖的结构，酶对水解部位有较高的专属性，即一种酶仅能水解一种特定构型的苷键，而对其他部位无作用。酶水解的产物多为次生苷和单糖，也可得到苷元和低聚糖。

常用的酶有：转化糖酶（只水解 β-果糖苷键），麦芽糖酶（只水解 α-D-葡萄糖苷键），苦杏仁酶（只水解 β-葡萄糖苷键），纤维素酶（只水解 β-D-葡萄糖苷键）等。苷类通常与自身水解酶共同存在于植物体内。通常在 30~40℃ 时酶的活性最高。

2. 酸催化水解　即在一定浓度的稀酸水溶液或酸性稀乙醇中加热进行，所用的酸有盐酸、硫酸、醋酸、甲酸等。酸水解反应比较剧烈而彻底，水解的产物是苷元和糖，若控制不当易引起某些苷元发生变化，因此在进行酸水解时可加入适量有机溶剂，使水解产生的苷元及时转入该溶剂中而避免结构破坏，从而获得真正的苷元。酸水解对水解部位无严格选择性，且不同的苷键水解的难易程度不同，其难易顺序为：C-苷 > S-苷 > O-苷 > N-苷。

苷键一般不发生碱催化水解反应，但酯苷、酚苷除外。

（四）检识反应

苷类的检识包括苷元的检识和糖的检识。苷糖部分的检识反应，可在苷类化合物的水解溶液中进行。苷元部分的检识反应，将在以后的相应章节中介绍。

五、提取

苷类的提取多用水或乙醇为溶剂。水提取时，

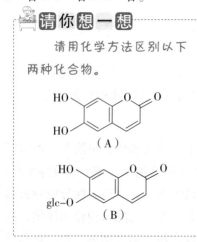

请你想一想

请用化学方法区别以下两种化合物。

提取液中往往含有较多的糖和蛋白质等水溶性杂质，可用乙醇沉淀法进行处理。有机溶剂提取时，可带入脂溶性杂质，去除脂溶性杂质，可先回收有机溶剂，然后加适量水沉淀处理或采用溶剂萃取脱脂等方法。

（一）原生苷的提取

提取原生苷时，应注意防止苷类发生酶水解和酸水解。可采用80℃以上的热水或60%以上的乙醇作为提取溶剂，同时在提取过程中应注意保持提取液为中性。

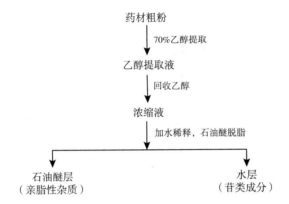

（二）次生苷的提取

提取次生苷时应利用酶水解，一般方法是将药材粉碎后喷水堆放，并覆盖，使在30～40℃的温度范围内发酵24小时左右，达到酶水解而获得次生苷。由于次生苷失去部分糖，水溶性降低，因此提取所用溶剂的极性也应降低，常用溶剂为适当浓度的乙醇或乙酸乙酯。

重点知识回顾

1. 苷类是由糖及其衍生物的端基碳原子上的半缩醛羟基与另一非糖物质脱水缩合而成的化合物。

2. 根据苷键原子的不同，苷分为氧苷、硫苷、氮苷、碳苷四大类。

3. 苷具有亲水性，其水溶性大小与苷糖的数目、种类有关，也受苷元结构的影响；苷元具有亲脂性。

4. 苷可以被酸或酶催化而水解。

目标检测

一、选择题

（一）单项选择题

1. 糖的确切含义是（　　）

　　A. 碳水化合物　　　　　　B. 多元醇类化合物　　　　　C. 多羟基醛类化合物

D. 多羟基酮类化合物　　E. 多羟基醛（或酮）及其缩聚物

2. 下列属于酮糖的是（　　　）

    A. 葡萄糖　　　　　　　B. 鼠李糖　　　　　　　C. 果糖

    D. 半乳糖　　　　　　　E. 木糖

3. 关于单糖的性质，以下说法不正确的是（　　　）

    A. 多为结晶　　　　　　B. 有甜味　　　　　　　C. 易溶于水

    D. 易溶于苯　　　　　　E. 有还原性

4. 下列属于多糖的是（　　　）

    A. 乳糖　　　　　　　　B. 蔗糖　　　　　　　　C. 芸香糖

    D. 棉子糖　　　　　　　E. 菊糖

5. 下列属于非还原性低聚糖的是（　　　）

    A. 蔗糖　　　　　　　　B. 麦芽糖　　　　　　　C. 棉子糖

    D. 乳糖　　　　　　　　E. 芸香糖

6. 可用于区别糖和苷的检识反应是（　　　）

    A. α-萘酚-浓硫酸试剂反应　　　B. 斐林试剂反应

    C. 二苯胺试剂反应　　　　　　　D. 茚三酮试剂反应

    E. 醋酸镁试剂反应

7. 用于糖和苷检识的 Molisch 试剂反应的阳性现象是（　　　）

    A. 砖红色沉淀　　　　　B. 紫红色环　　　　　　C. 银镜反应

    D. 黄色沉淀　　　　　　E. 橙红至红色

8. 关于苷类的叙述，错误的是（　　　）

    A. 由糖和非糖物质缩合而成　　　B. 具有亲水性

    C. 具有旋光性　　　　　　　　　D. 具有还原性

    E. 可被酸和酶水解

9. 根据苷键原子不同，苦杏仁苷属于（　　　）

    A. N-苷　　　　　　　　B. O-苷　　　　　　　　C. S-苷

    D. C-苷　　　　　　　　E. Cl-苷

10. 最容易水解的苷是（　　　）

    A. N-苷　　　　　　　　B. O-苷　　　　　　　　C. S-苷

    D. C-苷　　　　　　　　E. H-苷

11. 提取原生苷时应注意（　　　）

    A. 药材粉碎度　　　　　B. 提取液的温度　　　　C. 防止苷水解

    D. 提取溶剂的亲脂性　　E. 提取的时间

12. 酶的活性温度通常是（　　　）

    A. 20~30℃　　　　　　B. 30~40℃　　　　　　C. 40~50℃

    D. 50~60℃　　　　　　E. 60~70℃

（二）配伍选择题

[13～15题共用备选答案]

A. D-果糖　　　　　　　B. D-葡萄糖　　　　　　　C. L-阿拉伯糖

D. 麦芽糖　　　　　　　E. 蔗糖

13. 六碳酮糖是（　　　）

14. 植物中最常见的六碳醛糖是（　　　）

15. 由2个葡萄糖分子脱水聚合而成的是（　　　）

（三）多项选择题

16. 苷的分类方法有（　　　）

　　A. 苷键原子不同　　　　　　B. 存在状态　　　　　　　C. 糖的数目

　　D. 苷元的数量　　　　　　　E. 苷元种类

17. 可用于检识糖的反应有（　　　）

　　A. 测水解前后的旋光性　　　　　　B. 苯胺试剂反应

　　C. 托伦试剂反应　　　　　　　　　D. α-萘酚-浓硫酸试剂反应

　　E. 斐林试剂反应

18. 属于多糖的是（　　　）

　　A. 树胶　　　　　　　B. 果胶　　　　　　　C. 淀粉

　　D. 黏液质　　　　　　E. 蔗糖

19. 苷的通性是（　　　）

　　A. 亲水性　　　　　　B. 旋光性　　　　　　C. 升华性

　　D. 水解性　　　　　　E. 吸湿性

20. 提取原生苷时，正确的方法是（　　　）

　　A. 防止酸水解　　　　　　B. 防止酶水解　　　　　　C. 利用酸水解

　　D. 利用酶水解　　　　　　E. 用沸水提取

二、思考题

　　中午，小兰放学回家一进门就闻到一股怪味，真难闻，满屋子都臭臭的，妈妈又在煮萝卜。学完这一章，同学们知道煮萝卜时发出的"臭味"是怎么来的吗？

（梁锦杰）

书网融合……

微课

划重点

自测题

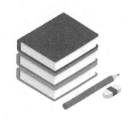

第五章　黄酮类化合物

学习目标

知识要求

1. **掌握**　黄酮类化合物的理化性质、检识方法及提取分离方法。
2. **熟悉**　黄酮类化合物的定义、结构类型、分类依据及其特点。
3. **了解**　黄酮类化合物的分布特点和生物活性。

能力要求

1. 学会利用黄酮类化合物的酸性进行相关提取与分离的操作。
2. 熟悉黄酮类化合物的化学检识方法，并能正确运用。

岗位情景模拟

情景描述　一患者20岁，因身体不适，感觉咽部干燥、灼热，咽痛症状逐渐加重，后来出现吞咽疼痛。咽痛放射至两侧耳部及颈部。经医生诊断后为急性咽炎，给予该患者服用清开灵颗粒，治疗效果显著。

讨论　因清开灵颗粒含有黄芩苷，其抗菌范围较广，其对金黄色葡萄球菌、铜绿假单胞菌的抑制作用最强。黄芩苷属于黄酮类化合物，那么黄酮类化合物是怎样的一种物质，有怎样的结构特点、理化性质，如何提取分离？

第一节　概述

PPT

　　黄酮类化合物是一类存在于自然界的天然化学成分，因多为黄色且具有羰基而得名。由于该类化合物具有多方面的生物活性，且毒性较低，因此一直是国内外重点研究和开发利用的对象。

　　过去，黄酮指具有基本母核为2-苯基色原酮的化合物。随着不断研究发展，现在普遍认为黄酮类化合物泛指二个苯环（A环和B环）通过三个碳原子相互连接而成的化合物，具有6C-3C-6C的基本骨架。

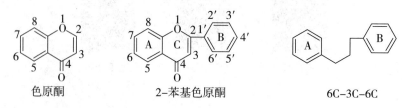

色原酮　　　　　2-苯基色原酮　　　　　6C-3C-6C

黄酮类化合物在植物体内常与糖结合成苷类或以游离的形式存在，多见于蕨类植物及高等植物中，其中菊科、伞形科、豆科、芸香科、唇形科、鼠李科和姜科等植物中数量较多，藻类及苔类中较少。经多年的研究表明，黄酮类化合物具有抗菌、消炎、抗突变、降压、清热解毒、镇静、抗癌、防癌等多种的生物活性，临床应用广泛。例如：槲皮素、桑色素具有抗菌抗病毒作用，二氢槲皮素具有抗炎作用；葛根素、金丝桃苷、香叶木素和芸香苷可用于治疗心脑血管系统的疾病等。

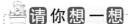
请你想一想

1. 狭义黄酮和广义黄酮的定义分别是什么？

2. 根据黄酮类化合物的不同定义，其母核结构式是否一致？试试写一写。

你知道吗

大豆异黄酮的生物活性

黄酮类化合物能够针对肿瘤细胞，诱发其死亡，从而起到抗肿瘤作用。而对正常组织及细胞的凋亡起减缓作用。如大豆异黄酮是大豆生物活性物中最有医疗价值的活性成分，大豆异黄酮对体外白血病细胞的分裂周期产生阻滞，而不影响周围正常细胞的活动。

重点知识回顾

黄酮类化合物泛指二个苯环（A环和B环）通过三个碳原子相互连接而成的化合物，具有6C-3C-6C的基本骨架。

PPT

第二节　结构与分类

黄酮类化合物数量繁多，结构各异。一般根据其基本母核中三碳链的氧化程度、B环连接的位置（C_2位或C_3位）以及三碳链是否成环等，将黄酮类化合物进行分类，见表5-1。微课

表5-1　黄酮类化合物主要结构类型

结构类型	代表化合物	生物活性
一、黄酮类 典型2-苯基色原酮	芹菜素	芹菜素可抑制致癌物质的致癌活性；作为治疗HIV和其他病毒感染的抗病毒药物

续表

结构类型	代表化合物	生物活性
黄酮醇类 C_3位有–OH取代	 槲皮素	具有较好的止咳祛痰作用。此外还有增强毛细血管抵抗力、扩张冠状动脉、降血脂等作用
二、二氢黄酮类 C_2、C_3位的双键被氢化	 橙皮素	橙皮素具维生素P样效能，有预防冻伤和防止紫外线辐射作用，可用于防晒品
二氢黄酮醇类 C_3位有–OH取代	 二氢桑木素	存在于桑叶中，具有较强的祛风湿、利关节、行水气
三、查耳酮类 A\B环以三碳链接	 红花苷	存在于中药红花中，具有抗凝血和提高人体的耐缺氧能力等作用
四、异黄酮类 B环链接在C_3位	 R=葡萄糖基 葛根素	具有镇静、退热和增加冠状动脉血流量的作用，对垂体后叶素引起的急性心肌出血有保护作用。临床上用于治疗高血压、冠心病
五、花色素类 花色素（花青素）	 飞燕草素	具有一种强有力的抗氧化剂，能够保护人体免受自由基等有害物质的损伤

重点知识回顾

黄酮类化合物，主要根据其基本母核中 B 环连接的位置（C_2位或 C_3位）、三碳链是否成环以及三碳链的氧化程度等进行分类，主要分为黄酮类、二氢黄酮类、查耳酮类、异黄酮类及花色素类。

第三节　理化性质

PPT

一、性状

黄酮类化合物多为结晶性固体，少数（如黄酮苷）为无定形粉末，颜色以黄色为常见，部分不显色。

黄酮类化合物是否显色与其结构中是否存在交叉共轭体系有关，颜色的深浅受到交叉共轭体系的长短和助色团（—OH、—OCH₃）的种类、数目以及取代位置影响。通常黄酮、黄酮醇及其苷类多显灰黄～黄色；查耳酮多为黄～橙黄色；异黄酮结构存在交叉共轭体系，但因由于其共轭碳链短，故只显微黄色；二氢黄酮、二氢查耳酮以及二氢异黄酮类因 C_2 位、C_3 位间的双键被氢化，交叉共轭体系被破坏，故几乎无色。

黄酮类化合物结构在引入助色团—OH、—OCH₃后，可促进电子移位、重排，使其化合物的颜色加深，引入位置在 C_7 位及 $C_{4'}$ 位时尤为明显，其他位置影响较小。

二、溶解性

黄酮苷元一般难溶于水，易溶于甲醇、乙醇、三氯甲烷等有机溶剂；但大多数黄酮类化合物结构中因含有羟基，其亲脂性降低，故不溶于石油醚，此性质可用于分离脂溶性杂质。花色素类因以离子形式存在，具有盐的通性，故亲水性较强，易溶于水。

受糖基影响，黄酮苷类水溶性增大，在亲脂性有机溶剂中的溶解度则相应降低。一般易溶于热水和甲醇、乙醇等极性较大的溶剂中，难溶于三氯甲烷、乙醚等亲脂性有机溶剂。

请你想一想

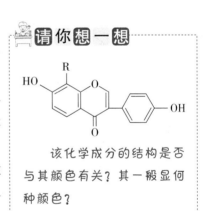

该化学成分的结构是否与其颜色有关？其一般显何种颜色？

三、酸碱性

（一）酸性

黄酮类化合物因结构中多具有酚羟基，显酸性，故可与碱液成盐而溶解。

由于酚羟基的数目和位置的不同，其酸性强弱也不尽相同。一般而言，酚羟基数目越多，酸性越强。当羟基取代位于 C_7 位和 $C_{4'}$ 位时，受到对位 $C_{4'}$ 位上羰基的吸电子作用影响，电子云密度降低，酸性较一般酚羟基强；羟基位于 C_5 位时，与邻位 C_4 位上的羰基形成分子内氢键，使羟基上的氢难于电离，故酸性较一般酚羟基弱。

以黄酮类为例，其酸性强弱顺序以及在不同碱液中的溶解情况见表 5-2。

表 5-2　黄酮类化合物酸性强弱

酸性强弱顺序	7, 4′-二-OH	>7 或 4′-OH	>一般羟基	>5-OH
不同碱液溶解	5% NaHCO₃	5% Na₂CO₃	0.2% NaOH	4% NaOH

具有 7，4′-二-OH 的黄酮酸性较强，能与强弱不同的碱成盐；具有 7 或 4′-OH 的黄酮酸性次之，可与中强碱或强碱成盐；而一般酚羟基和 5-OH 的酸性较弱，仅能溶解于强碱性溶液中，碱液的浓度也不同。

由于黄酮类化合物酸性强弱的差异，可运用于黄酮类的提取、分离和鉴定。

（二）碱性

黄酮吡喃环上 1-位氧原子，因有未共用电子对，可接受质子，故表现出微弱碱性，可与无机强酸（如浓盐酸等）生成𬭊盐，但该盐极不稳定，加水稀释即会分解。

重点知识回顾

1. 黄酮类化合物的性状多以黄色为常见，一般为结晶性固体，少数为无定形粉末。

2. 游离黄酮可溶于醇和亲脂性溶剂；黄酮苷可溶于醇和水。都能溶于碱液中。

3. 黄酮类化合物由于化学结构一般含酚羟基而显酸性，黄酮苷和苷元都能溶于碱液中；黄酮吡喃环上 1-位氧原子，因有未共用电子对，可接受质子，故表现出微弱碱性。

第四节　检识

PPT

一、化学检识

（一）还原反应

1. 盐酸-镁粉（或锌粉）反应　将样品溶于乙醇液中，加镁粉（或锌粉）少许，微热，滴加浓盐酸 1~3 滴，静置可显色（必要时可再微热）。多数黄酮、黄酮醇、二氢黄酮及二氢黄酮醇类化合物显橙红至紫红色，少数显蓝至紫色；异黄酮类除少数外，大多不显色；查耳酮类、花色素类不反应，但二者在单纯浓盐酸酸性下也会显颜色变化，出现假阳性反应，故可先用浓盐酸做空白对照实验，以消除干扰。

样品乙醇液 —少许镁粉（或锌粉）微热→ 溶液 —浓盐酸1~3滴 静置→ 红色 ⎰ 黄酮（醇）⎱ 二氢黄酮（醇）

2. 四氢硼钠（钾）反应 将样品溶于乙醇液中，加入等量的 2% $NaBH_4$ 的甲醇液，1分钟后再加浓硫酸或浓盐酸数滴，反应呈紫至紫红色，其他黄酮类化合物不显色，故可用于与其他黄酮的区别检识。该反应是二氢黄酮、二氢黄酮醇类化合物的专属性反应。

样品乙醇液 —2%$NaBH_4$，1min→ 溶液 —数滴浓硫酸→ ⎰ 紫至紫红色：二氢黄酮（醇）⎱ 不显色：其他黄酮

（二）金属盐类试剂的配合反应

黄酮类化合物具有下列结构时，可与铝盐、锆盐、铅盐、镁盐等试剂反应，生成有色配合物或沉淀。

邻二酚羟基　　4-酮-3-羟基　　4-酮-5-羟基

1. 三氯化铝反应 黄酮类化合物中含有 4-酮-3-羟基、4-酮-5-羟基或邻二酚羟基结构时，可与 1% 三氯化铝溶液反应，生成的配合物多为鲜黄色并有荧光，可用于定量和定性分析。另外，当结构中具有 7，4'-二-OH 或 4'-OH 时，溶液显天蓝色荧光。

样品乙醇液 —1%三氯化铝→ 鲜黄色并有荧光 ⎰ 3-OH黄酮 ⎨ 5-OH黄酮 ⎱ 邻二酚羟基黄酮

2. 锆盐-枸橼酸反应 黄酮类化合物中具有的 4-酮-3-羟基和 4-酮-5-羟基结构时，与二氯氧锆（$ZrOCl_2$）甲醇液进行反应，两者均生成黄色的锆盐配合物。但由于 4-酮-3-羟基锆盐配合物比 4-酮-5-羟基锆盐配合物更加稳定（二氢黄酮醇除外），故分别再加入枸橼酸甲醇溶液时，5-OH 黄酮溶液的颜色褪去，而 3-OH 黄酮溶液仍呈鲜黄色。该反应常用于区别 3-OH 黄酮和 5-OH 黄酮。

样品乙醇液 —2%二氯氧锆甲醇液→ 黄色 —2%枸橼酸甲醇液→ { ①黄色褪去，为5-OH黄酮

②黄色不褪，为3-OH黄酮

此外，醋酸铅、醋酸镁等金属盐类试剂也常用于黄酮的检识。

（三）碱性试剂呈色反应

黄酮类化合物还能与某些碱性试剂发生颜色变化，有助于鉴别结构中的某些特征。

将样品乙醇液滴于滤纸上，干燥后，经过氨熏呈现的颜色会在空气中会慢慢褪去，但用碳酸钠溶液处理呈现的颜色则不会褪色。如：二氢黄酮类在碱液中开环转变成查耳酮而显黄~橙色；黄酮类具有 3，4′ - 二 - OH 或邻二酚羟基结构时的，在碱液中易被氧化，生成黄~红~绿棕色。黄酮类化合物的化学检识方法见图 5 - 1。

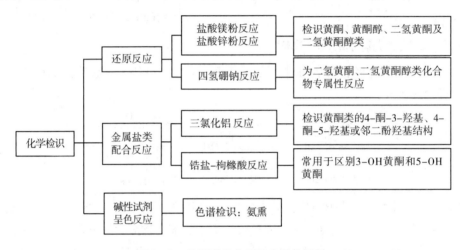

图 5 - 1   黄酮类化合物的化学检识法

二、色谱检识

（一）纸色谱法

适用于黄酮苷、苷元以及其混合物的检识。黄酮苷类极性较大，多采用水性溶剂进行展开；苷元的极性小，常用醇性溶剂进行展开，如正丁醇 - 醋酸 - 水（4∶1∶5上层）；花色素类则可用含盐酸或醋酸的溶液作为展开剂。待展开的物质为黄酮苷和苷元混合物时，则可采用双向色谱法，第一向用醇性溶剂展开，第二向用水性溶剂展开，可使苷元和苷很好地分离。

黄酮类化合物大多具有颜色，可在紫外光或可见光下观察斑点颜色，也可通过氨熏处理、喷洒 1% $AlCl_3$ 甲醇液或 10% Na_2CO_3 水溶液等方法观察斑点的颜色和位置，此法在薄层色谱显色中同样适用。

（二）薄层色谱法

较常用于分离和检识极性较弱的黄酮类化合物。常用的展开剂如甲苯 - 甲酸甲

酯 – 甲酸（5∶4∶1），可以根据成分极性的差异适当调整甲苯和甲酸的比例；另外还有苯 – 甲醇（95∶5）、三氯甲烷 – 甲醇（85∶15）等。

重点知识回顾

黄酮类化合物的检识方法

1. 化学检识 包括还原反应、金属盐类试剂的配合反应、碱性试剂呈色反应。

2. 色谱检识 包括纸色谱法和薄层色谱法。

第五节 提取与分离

PPT

一、提取

（一）热水提取法

此法适用于黄酮苷类的提取。黄酮苷类大多可溶于水，为避免在提取过程中发生水解，常用沸水提取的方法破坏酶的活性，以达到提取完整苷类的目的。热水提取时水提液中所含水溶性杂质较多，可将水提液浓缩后加入数倍量的乙醇（使浓度达60% ~80%），以除去蛋白质、多糖类等水溶性杂质。

（二）碱溶酸沉法

此法适用于含游离酚羟基的黄酮苷及其苷元的提取，应用广泛，安全、经济。黄酮类化合物结构中大多含有酚羟基，呈不同程度的酸性，可在强弱不同的碱性水溶液中成盐溶解。采用碱性水溶液对成分提取，得到的水提液用酸酸化，黄酮类化合物即以游离形式沉淀析出。

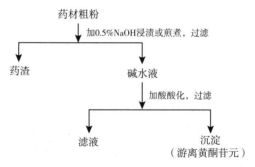

常用的碱水有稀氢氧化钠溶液、饱和石灰水溶液及5%碳酸钠溶液等，选择时应考虑提取成分酸性强弱、共存其他成分的性质等因素。如当药材为花、果实类时，通常含有大量果胶、黏液质等水溶性杂质，可用石灰水溶液进行提取。石灰水与上述含 – COOH的水溶性杂质可生成钙盐沉淀，有利于提取液中黄酮类化合物的纯化处理。

提取用的碱性水溶液浓度不宜过高，避免在强碱条件尤其在加热时，黄酮母核受到破坏；加酸酸化时，酸性也不宜过强，以免生成锌盐导致析出的游离黄酮又重新溶解。

（三）有机溶剂提取法

黄酮苷类和少数极性较大的苷元，可用不同浓度的甲醇、乙醇、丙酮等极性较大的有机溶剂进行提取；大多数苷元适合用极性较小的有机溶剂提取，如乙酸乙酯、三氯甲烷、乙醚等。黄酮类化合物在植物中存在的位置不同，共存的杂质成分也不同，对得到的提取粗品可用适当的溶剂进行精制和纯化处理。

二、分离

经提取所得的黄酮多为复杂的混合物，实际中必须进行分离，常用的分离方法如下。

（一）有机溶剂萃取法

适用于黄酮苷与苷元的分离，同时也能用于杂质成分的处理，此法主要利用杂质、苷和苷元之间的极性差异进行分离。例如，苷类的极性较苷元的大，可先用极性较小的有机溶剂从水提液中萃取出苷元，再用极性较大的有机剂反复萃取出苷类成分，从而使苷和苷元分离。

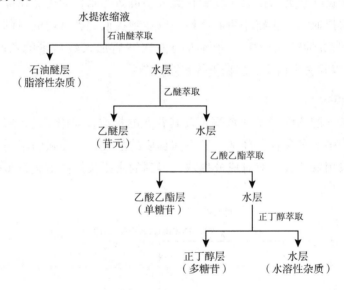

（二）pH 梯度萃取法

本法适用于酸性强弱不同的黄酮苷元混合物分离。黄酮苷元所含酚羟基数目及位置的不同，其酸性强弱也不同，将混合物先溶于亲脂性有机溶剂中，再依次用碱性由弱到强的碱液进行萃取，从将各成分相互分离，即采用 pH 梯度萃取法分离。具体用于萃取的碱液与游离黄酮的对应关系如下。

黄酮酸性强弱顺序：7，4′–二–OH >7或4′–OH > 一般羟基 > 5–OH

萃取剂：5%NaHCO₃　5%Na₂CO₃　0.2% NaOH　4% NaOH

你知道吗

聚酰胺柱色谱法在黄酮分离中的应用

聚酰胺柱色谱法常用于分离混合的黄酮类化合物，其原理是黄酮类化合物分子中酚羟基与聚酰胺的酰胺羰基结合成氢键从而形成吸附力，吸附力的大小与酚羟基数目多少、位置及氢键缔合力大小有关。其用于分离各种类型的黄酮类化合物，包括苷和苷元。

三、应用实例

（一）背景知识

槐米是豆科植物槐树的干燥花蕾，有止血、凉血、清肝泻火等功效，以黄土高原和华北平原为多，夏季花未开放时采收其花蕾，称为"槐米"；花开放时采收，称为"槐花"。槐米中含有多种活性成分，主要以芸香苷为主，另有少量槲皮素、山柰酚等成分。干燥的槐米中芸香苷的含量最高可达20%，但槐米开花后，其芸香苷的含量会大大降低。

芸香苷是槐米中止血的有效成分，有助保持和恢复毛细血管正常弹性，临床上主要用作高血压的辅助药及毛细血管脆性引起的出血止血药。本品为黄色或微绿色针状结晶或粉末，熔点为176~178℃，结构中含有酚羟基，呈酸性，可溶于碱水，在沸水中溶解度为1∶200，微溶于乙醇、丙酮和乙酸乙酯，几乎不溶于冷水、醚、苯和石油醚。

芸香苷（芦丁）

（二）工艺流程

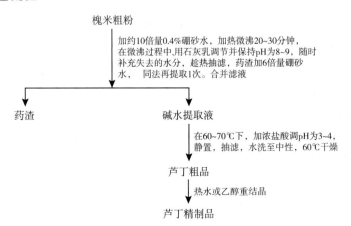

注意事项：碱化时使用石灰乳切勿过量，以免在加热和强碱条件下，会破坏芦丁的母核；使用浓盐酸调 pH3 至 4 时，加入盐酸不能过量，以免析出的芦丁生成鲜盐又重新溶解。

重点知识回顾

黄酮类化合物提取分离

1. **黄酮类提取**　热水提取法、碱溶酸沉淀法、有机溶剂萃取法等。
2. **黄酮类分离**　有机溶剂萃取法、pH 梯度萃取法等。

目标检测

一、选择题

（一）单项选择题

1. 黄酮类的经典含义中其母核是指（　　）
   - A. 1 – 苯基色原酮
   - B. 2 – 苯基色原酮
   - C. 3 – 苯基色原酮
   - D. 1 – 羟基色原酮
   - E. 2 – 羰基色原酮

2. 广义黄酮的基本碳架是（　　）
   - A. 3C – 6C – 3C
   - B. 6C – 6C – 6C
   - C. 6C – 6C – 3C
   - D. 6C – 3C – 3C
   - E. 6C – 3C – 6C

3. 黄酮类化合物显酸性的原因是结构中含有（　　）
   - A. 双键
   - B. 氧原子
   - C. 酚羟基
   - D. 苯环
   - E. 羧基

4. 下列化合物一般不发生盐酸 – 镁粉反应的是（　　）
   - A. 二氢黄酮
   - B. 二氢黄酮醇
   - C. 黄酮
   - D. 黄酮醇
   - E. 查耳酮

5. 四氢硼钠反应属于下列（　　）的专属鉴别反应
   - A. 黄酮、黄酮醇
   - B. 二氢黄酮醇、二氢黄酮
   - C. 异黄酮
   - D. 查耳酮
   - E. 花色素

6. 提取黄酮苷类不能采用的方法是（　　）
   - A. 沸水提取法
   - B. 甲醇提取法
   - C. 乙醇提取法
   - D. 酸溶碱沉法
   - E. 碱溶酸沉法

（二）配伍选择题

[7 ~ 11 题共用备选答案]
   - A. 黄酮类
   - B. 二氢黄酮类
   - C. 黄酮醇类

D. 双黄酮类　　　　　　　　E. 花色素类

7. 橙皮素是属于（　　）

8. 槲皮素是属于（　　）

9. 芹菜素是属于（　　）

10. 飞燕草素是属于（　　）

11. 葛根素是属于（　　）

［12～14 题共用备选答案］

A. 5% $NaHCO_3$　　　　　　　B. 5% Na_2CO_3

C. 0.2% NaOH　　　　　　　　D. 4% NaOH

E. 1% HCl 在 pH 梯度萃取的顺序中

12. 萃取 7，4′-二羟基黄酮应选取（　　）

13. 萃取 5-羟基黄酮应选取（　　）

14. 萃取 7-羟基黄酮应选取（　　）

（三）多项选择题

15. 黄酮类化合物的分类依据有（　　）

　　A. 三碳链的氧化程度　　　　B. 三碳链是否成环

　　C. C_5 位是否有羟基　　　　D. A 环的连接位置

　　E. B 环的连接位置

16. 在乙醚液中含黄酮类化合物，用 0.2% NaOH 水溶液萃取可得到（　　）

　　A. 7，4′-二羟基黄酮　　　　B. 5-OH 黄酮

　　C. 7-羟基黄酮　　　　　　　D. 4′-羟基黄酮

　　E. 6，8-二羟基黄酮

17. 下列中药中，主要成分属于黄酮类化合物的有（　　）

　　A. 槐米　　　　　B. 黄连　　　　　C. 黄芩

　　D. 黄柏　　　　　E. 银杏

18. 具有旋光性的黄酮苷元有（　　）

　　A. 黄酮　　　　　B. 二氢黄酮醇　　　C. 查耳酮

　　D. 黄烷醇　　　　E. 二氢黄酮

19. 芸香苷具有的反应有（　　）

　　A. 盐酸-镁粉反应　　　　　B. α-萘酚-浓硫酸反应

　　C. 四氢硼钠反应　　　　　　D. 三氯化铝反应

　　E. 锆盐-枸橼酸反应

20. 黄酮苷类化合物常用的提取方法有（　　）

　　A. 碱溶解酸沉淀法　　B. 乙醇提取法　　　C. 水蒸气蒸馏法

　　D. 沸水提取法　　　　E. 酸提取碱沉淀法

二、思考题

pH 梯度萃取法适用于酸性强弱不同的黄酮苷元的分离。对黄酮苷元混合成分进行萃取分离时依次用哪几种碱性溶液萃取？各种萃取液分别得到何种羟基取代黄酮？

（杨　周）

书网融合……

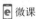 微课　　　　划重点　　　　自测题

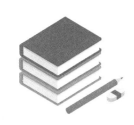

第六章 蒽醌类化合物

学习目标

知识要求

1. **掌握** 蒽醌类化合物的结构特点、理化性质和检识方法。
2. **熟悉** 蒽醌类化合物的结构分类、提取与分离方法。
3. **了解** 蒽醌类化合物的生物活性、分布及存在形式。

能力要求

1. 学会 pH 梯度萃取法分离游离蒽醌类化合物的操作。
2. 能运用化学检识的方法推断游离蒽醌类化合物的种类。

岗位情景模拟

情景描述 某患者面红目赤、口舌生疮、牙龈肿痛，到医院就诊。医师辨证为火热证，并在处方中开具三黄片。三黄片为甲类非处方药。该中成药由大黄、黄芩浸膏和盐酸小檗碱组成，剂量比为 300：21：5，具有抗炎、抑菌、抗氧化、抗肿瘤等多重药理活性，有泻火通便、清热解毒等功效。

讨论 1. 三黄片中的君药为大黄，其主要含有哪类化学成分？
2. 大黄的主要成分有哪些作用？
3. 大黄的有效成分可用什么方法提取？

第一节　概述

PPT

醌类化合物是一类分子内具有醌式结构（不饱和环己二酮结构）的一系列化合物，主要分为苯醌、萘醌、菲醌和蒽醌四种类型。

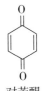

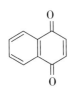

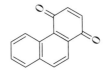

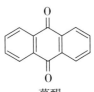

对苯醌　　　α-（1，4）萘醌　　　　对菲醌　　　　　　蒽醌

醌类化合物是天然产物中一类比较重要的活性成分，在植物中的分布非常广泛。天然存在的蒽醌类成分以游离形式或与糖结合成苷形式存在于植物体内，在天然药物中以蒽醌及其衍生物尤为重要，其生物活性显著，临床应用广泛，故本章将重点介绍蒽醌类化合物。

蒽醌类化合物广泛存在于自然界，常见于蓼科、豆科、茜草科、百合科等高等植物中，如大黄、虎杖、何首乌、芦荟、决明子、茜草、番泻叶等。蒽醌类化合物具有多方面的生物活性，如大黄、番泻叶、芦荟等所含的番泻苷类化合物具有较强泻下作用，大黄中所含游离羟基蒽醌类化合物有抗菌作用，大黄中的三种蒽醌苷元大黄素、芦荟大黄素、大黄酸还有一定的抗癌活性。

重点知识回顾

1. 定义 醌类化合物是一类分子内具有醌式结构（不饱和环己二酮结构）的一系列化合物。

2. 分类 醌类主要分为苯醌、萘醌、菲醌和蒽醌四种类型。

第二节　结构与分类

PPT

天然存在的蒽醌类成分在蒽醌母核上常见有羟基、羟甲基、甲基、甲氧基、羧基等取代基。

蒽醌类化合物的基本母核如下。

α 位：1，4，5，8 位
β 位：2，3，6，7 位
meso – 位：9，10 位（又称中位）

蒽醌类化合物按母核结构可分为单蒽核及双蒽核两大类，再按氧化还原水平进行细分。详情见表 6 – 1。

表 6 – 1　蒽醌类化合物主要结构类型

结构类型	代表化合物	生物活性
（一）单蒽核类 1. 羟基蒽醌类 1）大黄素型 （羟基在两侧苯环）	大黄酸	大黄酸是中药大黄的有效成分之一，具有抗菌、抗肿瘤、免疫抑制等作用
2）茜草素型 （羟基在单侧苯环）	茜草素	茜草素是中药茜草的主要有效成分，有较强的抗菌、轻度抗凝血作用

结构类型	代表化合物	生物活性
2. 蒽酚（酮）类	 蒽酚　　　　互变　　　　蒽酮	羟基蒽酚类化合物有较强杀灭霉菌作用，可作为治疗皮肤病的外用药
（二）双蒽核类 1. 二蒽酮类	 番泻苷A	番泻苷A是中药番泻叶的主要有效成分之一，具有泄热行滞、通便的作用
2. 二蒽醌类	 山扁豆双醌	山扁豆双醌具有抗癌和化学预防作用

你知道吗

大黄饮片的选用

新鲜大黄一般要贮存两年以后才可供药用，这是由于大黄的新鲜植物中存在蒽酚、蒽酮衍生物。该类成分对黏膜有刺激作用，内服可引起呕吐等不良反应。蒽酚、蒽酮是蒽醌的还原产物，性质不稳定，易氧化成蒽醌。新鲜大黄贮存两年以上检查不到蒽酚、蒽酮，服用时避免对黏膜刺激的不良反应。

蒽醌　　　　　　　　蒽酚　　　　　　　　蒽酮

重点知识回顾

1. 蒽醌类化合物的主要结构类型有单蒽核类和双蒽核类。

2. 单蒽核类蒽醌分为羟基蒽醌类和蒽酚（酮）类。

3. 双蒽核类蒽醌分为二蒽酮类和二蒽醌类。

PPT

第三节　理化性质

一、性状

醌类化合物母核上随着酚羟基等助色团的引入而呈一定的颜色，取代的助色团越多，颜色越深。蒽醌类化合物通常为黄色至橙红色固体，多有荧光，酚羟基数目越多颜色越深，酚羟基分布在单侧苯环上的颜色要深于分布在两侧苯环。游离蒽醌类化合物多数都有完好的结晶形状，成苷者多为无定型粉末。

二、升华性

游离蒽醌类化合物一般具有升华性，常压下可加热升华而不分解，成苷后一般无升华性。

三、溶解性

游离蒽醌极性较小，一般可溶于亲脂性有机溶剂和醇，几乎不溶于水。游离蒽醌与糖分子结合成苷后极性增大，易溶于甲醇和乙醇，在热水中也可溶解，几乎不溶或难溶于苯、乙醚等亲脂性有机溶剂。

四、酸性

蒽醌类化合物因结构中多具有酚羟基或羧基而显酸性，在碱性水溶液中成盐溶解，加酸酸化后可重新沉淀析出。蒽醌类化合物分子中因羧基的有无及酚羟基的数目与位置不同，酸性的强弱会存在差异。其规律如下。

1. 含有羧基的酸性最强　具有羧基的蒽醌类化合物能溶于碳酸氢钠水溶液。　📱微课

2. β–OH 的酸性强于 α–OH 的酸性　β–OH 受到与羟基形成对位的羰基吸电子的影响，使羟基中氧原子的电子云密度降低，氢质子容易解离；而 α–OH 处于羰基的邻位，与羰基形成分子内氢键，氢质子不易解离，故酸性弱于 β–OH。

3. 酚羟基数目越多，酸性越强　根据以上规律，蒽醌类化合物酸性以及不同萃取剂碱性强弱顺序对应情况见表 6–2。

> **请你想一想**
>
> 《中国药典》（2020 版）微量升华方法操作：取金属片，置具圆孔（直径 2cm）石棉板上，金属片上放一小金属圈（高度约 0.8cm），对准石棉板上的圆孔，圈内加入药材粉末一薄层，圈上放一载玻片。在石棉板下圆孔处用酒精灯慢慢加热（火焰距板约 4cm）数分钟，至粉末开始变焦，去火待冷，则有结晶状升华物附着于上面的玻片。将玻片取下反转，在显微镜下观察结晶形状。
>
> 请同学们想一想，大黄粉末的其中一种鉴别方法为微量升华法，这是利用蒽醌类化合物的什么理化性质？

表 6–2　蒽醌类化合物酸性强弱顺序以及在不同碱液中溶解的对应关系

酸性强弱顺序	—COOH >	含 2 个或以上 β–OH >	1 个 β–OH >	含 2 个或以上 α–OH >	1 个 α–OH
不同碱液溶解	5% NaHCO$_3$	热 5% NaHCO$_3$	5% Na$_2$CO$_3$	1% NaOH	5% NaOH

此性质可应用于酸性不同的游离蒽醌类化合物的提取分离，即采用 pH 梯度萃取法，依次用碱性从弱到强的碱液，将混合物中酸性由强到弱的游离蒽醌萃取出来。

请你想一想

以下 5 种蒽醌化合物若按酸性从强到弱该如何排序？若用 5% $NaHCO_3$ 水溶液，对下列蒽醌化合物的乙醚提取液进行萃取，则会溶于碱水层中的是哪种成分？

重点知识回顾

1. 性状　蒽醌类化合物通常为黄色至橙红色固体，多有荧光；大部分游离蒽醌类化合物都有完好的结晶形状，成苷者多为无定型粉末。

2. 升华性　游离蒽醌类化合物一般具有升华性；成苷后一般无升华性。

3. 溶解性　游离蒽醌极性较小，一般可溶于亲脂性有机溶剂，几乎不溶于水；游离蒽醌成苷后极性增大，易溶于甲醇和乙醇，在热水中也可溶解，几乎不溶或难溶于亲脂性有机溶剂。

4. 酸性　其强弱顺序为—COOH > 含 2 个或以上 β – OH > 1 个 β – OH > 含 2 个或以上 α – OH > 1 个 α – OH。

第四节　检识

PPT

一、化学检识

（一）碱液显色反应

羟基蒽醌类化合物 —碱性溶液→ 显红至紫红色

羟基蒽醌类化合物遇碱性溶液显红至紫红色，称为 Bornträger 反应。羟基蒽醌在碱性溶液中形成共轭体系而显色，故该反应常用于检识中药中是否含有羟基蒽醌类成分。

而蒽酚、蒽酮及二蒽酮类化合物需氧化形成羟基蒽醌后才可显特征的颜色。

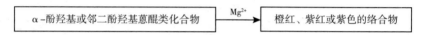

（二）与金属离子的反应

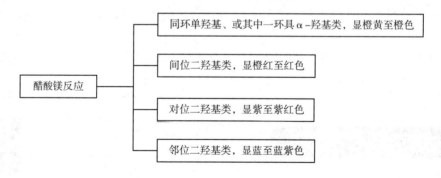

蒽醌类化合物若具有 α - 酚羟基或邻二酚羟基，则可与 Mg^{2+}、Pb^{2+} 等金属离子形成络合物，其中与 Mg^{2+} 形成的络合物具有一定的颜色，可用于鉴别。

羟基蒽醌类化合物可与 0.5% 醋酸镁的甲醇或乙醇溶液生成稳定的橙红、紫红或紫色的络合物，即醋酸镁反应。络合物的颜色与分子中酚羟基的位置有关，因此，可利用这一性质帮助识别羟基在蒽醌结构中的位置。显色规律如下。

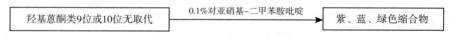

（三）对亚硝基 - 二甲苯胺反应

羟基蒽酮类9位或10位无取代 —— 0.1%对亚硝基-二甲苯胺吡啶 —— 紫、蓝、绿色缩合物

9 位或 10 位无取代的羟基蒽酮类化合物，特别是 1，8 - 二羟基衍生物，其羰基对位亚甲基上的氢很活泼，可与 0.1% 对亚硝基 - 二甲苯胺吡啶溶液反应，缩合物呈现各种的颜色，一般为紫、蓝、绿等颜色。

二、色谱检识

（一）薄层色谱法

吸附剂多采用硅胶，一般不用氧化铝尤其是碱性氧化铝，以避免与酸性的蒽醌类成分之间产生化学吸附而难以解吸附。展开剂多采用混合溶剂，对蒽醌苷采用极性较大的溶剂系统，如检识中药芦荟中芦荟苷时展开剂选用乙酸乙酯－甲醇－水（100：17：13）。

蒽醌类及其苷在可见光下多显黄色，在紫外光下则显黄棕、红、橙色等荧光。显色剂可用10%氢氧化钾甲醇溶液，颜色加深或变色；亦可用0.5%醋酸镁甲醇溶液，喷后于90℃加热5分钟，再观察颜色。

（二）纸色谱法

羟基蒽醌类化合物的纸色谱检识展开剂一般选用中性溶剂系统，用水、乙醇、丙酮等与苯、石油醚混合使达到饱和，分层后取极性小的有机溶剂作为展开剂进行展开。

蒽醌苷类化合物有较强的亲水性，一般采用的溶剂系统含水量较大，方可得到满意效果，如苯－丙酮－水（4：1：2）、苯－吡啶－水（5：1：10）等。显色剂一般用0.5%醋酸镁甲醇溶液，喷后于90℃加热5分钟。

重点知识回顾

1. 化学检识　碱液显色反应、与金属离子的反应、对亚硝基－二甲苯胺显色反应。

2. 色谱检识　薄层色谱法、纸色谱法。

第五节　提取与分离

PPT

一、提取与分离

蒽醌类化合物在天然药物中，一般以游离苷元或与糖结合成苷两种形式存在。游离蒽醌类的极性较小，提取可选用极性较小的有机溶剂；苷类极性大于苷元，提取可用乙醇、甲醇和水。一般选用甲醇或乙醇提取总醌类混合物，再根据目标成分的溶解性、酸性等性质，选择合适的方法进行分离，游离蒽醌的分离常选用 pH 梯度萃取法。

（一）总蒽醌类化合物的提取与分离

总蒽醌类化合物包括游离蒽醌及蒽醌苷，两者极性差别较大，但均可溶于醇，一般用60%以上的乙醇进行提取。

提取液浓缩后，加适量水稀释，再用乙醚、三氯甲烷或苯等亲脂性溶剂进行萃取。因极性差异游离蒽醌溶于亲脂性有机溶剂，而蒽醌苷溶于水层。由此可将游离蒽醌和蒽醌苷分离。

游离蒽醌的进一步分离可应用 pH 梯度萃取法。蒽醌苷类成分之间较游离蒽醌难分离，一般采用柱色谱分离法。

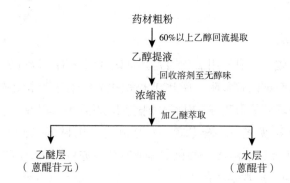

（二）游离羟基蒽醌的提取与分离

为提高游离羟基蒽醌的提取率，可采用两相提取法。即用酸和亲脂性有机溶剂组成的混合液对药材进行回流提取，其中酸将蒽醌苷尽可能多地水解成游离羟基蒽醌苷元，亲脂性有机溶剂则回流提取苷元。

然后再采用 pH 梯度萃取法分离，即根据提取液中游离羟基蒽醌酸性强弱不同，依次用碱性由弱到强的碱液进行萃取。具体用于萃取的碱液与游离蒽醌的酸性对应关系如下。

—COOH ＞ 含2个或以上β–OH ＞1个β–OH ＞ 含2个或以上α–OH＞1个α–OH

↓   ↓   ↓   ↓   ↓

萃取剂：5%NaHCO₃ 热5%NaHCO₃ 5%Na₂CO₃ 1% NaOH   5% NaOH

二、应用实例——大黄中羟基蒽醌类化合物的提取与分离

（一）背景知识

大黄是蓼科植物掌叶大黄 Rheum palmatum，L. 、唐古特大黄 Rheum tanguticum' Maxim. ex Balf. 或药用大黄 Rheum offcinale Baill. 的干燥根和根茎，味苦，性寒，为常用中药之一。

大黄为泻下药，具有泻下攻积、清热泻火、凉血解毒、逐瘀通经、利湿退黄等功效。根据功能与主治的不同，临床应用除生大黄外，还有酒大黄、熟大黄、大黄炭等炮制品。

从 19 世纪初开始，对大黄所含各成分进行研究，化学结构已被阐明的有 136 种以上，大体可分为蒽醌类、多糖类和鞣质类，主要成分为蒽醌类化合物，总含量为 2% ~ 5% ，分为结合型与游离型。

大黄中结合型蒽醌主要包括蒽醌苷和双蒽酮苷，双蒽酮苷有番泻苷 A 、 B 、 C 、 D 、 E 、 F 。游离羟基蒽醌类成分主要有大黄酚、大黄素、大黄素甲醚、芦荟大黄素和大黄酸五种，结构如下：

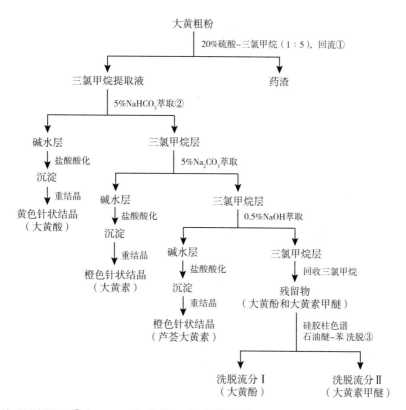

大黄酸	R$_2$ = H	R$_2$ = COOH
大黄素	R$_1$ = CH$_3$	R$_2$ = OH
芦荟大黄素	R$_2$ = H	R$_2$ = CH$_2$OH
大黄酚	R$_1$ = H	R$_2$ = CH$_3$
大黄素甲醚	R$_1$ = OCH$_3$	R$_2$ = CH$_3$

从大黄中提取游离羟基蒽醌时，可先用酸水解，再用有机溶剂混合萃取。如用20%硫酸-三氯甲烷（1:5）混合液水浴回流，使蒽醌苷尽可能水解成游离蒽醌苷元转入三氯甲烷中，再采用 pH 梯度萃取法，即选用碱性由弱到强（pH 值由小到大）的碱液依次萃取分离。

（二）工艺流程

工艺流程说明：①加 20% 硫酸的目的是使大黄中蒽醌苷水解成游离蒽醌，同时用三氯甲烷回流对其提取，得到总游离蒽醌类成分。②根据游离羟基蒽醌类成分的酸性不同，大黄酸 > 大黄素 > 芦荟大黄素 > 大黄酚 ≈ 大黄素甲醚，采用 pH 梯度萃取法，依次用碱性从弱到强（pH 由低到高）的碱液进行萃取分离。③大黄酚和大黄素甲醚的酸性相似，pH 梯度萃取法无法将这两种成分分离。根据两种成分极性差异，可利用硅胶柱色谱法进行分离，用石油醚和苯的混合溶剂洗脱，先后得到大黄酚和大黄素甲醚。

重点知识回顾

1. 总蒽醌类化合物　一般用 60% 以上的乙醇进行提取，两相溶剂萃取法分离。

2. 游离羟基蒽醌化合物　酸催化水解及两相溶剂萃取法提取，pH 梯度萃取法分离。

目标检测

一、选择题

（一）单项选择题

1. 分子内具有不饱和环己二酮结构的化合物是（　　　）
   - A. 黄酮类化合物
   - B. 生物碱
   - C. 蒽醌类化合物
   - D. 糖
   - E. 苷类

2. 提取大黄总蒽醌类成分常用的溶剂是（　　　）
   - A. 水
   - B. 乙醇
   - C. 乙醚
   - D. 苯
   - E. 石油醚

3. 羟基蒽醌与醋酸镁反应呈紫至紫红色的是（　　　）
   - A. 1，4 - 二羟基蒽醌
   - B. 1，5 - 二羟基蒽醌
   - C. 1，2 - 二羟基蒽醌
   - D. 1，8 - 二羟基蒽醌
   - E. 1，4，8 - 三羟基蒽醌

4. 区别 1 - 二羟基蒽醌与 1 - 二羟基蒽酮选用（　　　）
   - A. 碱液反应
   - B. 醋酸镁
   - C. α - 萘酚 - 浓硫酸试验
   - D. 浓硫酸反应
   - E. 对亚硝基 - 二甲苯胺反应

5. 下列化合物酸性最强的是（　　　）
   - A. 1，2 - 二羟基蒽醌
   - B. 1，4 - 二羟基蒽醌
   - C. 1，5 - 二羟基蒽醌
   - D. 2，6 - 二羟基蒽醌
   - E. 2，4 - 二羟基蒽醌

6. 能与碱液发生反应，生成红色化合物的是（　　　）
   - A. 蒽酮类
   - B. 蒽酚类
   - C. 二蒽酮类
   - D. 二蒽醌类
   - E. 羟基蒽醌类

7. 分离游离蒽醌与蒽醌苷，可选用下列方法是（　　　）
   - A. 氧化铝柱色谱法
   - B. 离子交换树脂法
   - C. 水与乙醇萃取
   - D. 水与乙醚萃取
   - E. 乙醚与丙酮萃取

8. 茜草素型羟基蒽醌母核上的羟基分布情况是（　　　）
   - A. 两侧苯环的 α 位
   - B. 两侧苯环的 β 位
   - C. 两侧苯环的 α 或 β 位
   - D. 一侧苯环的 α 或 β 位
   - E. 醌环上

9. 从总游离羟基蒽醌的苯液中分离出含 - COOH 的蒽醌，选用（　　　）

A. 5% $NaHCO_3$ 溶液　　　B. 热的 5% $NaHCO_3$ 溶液　　C. 5% Na_2CO_3 溶液

D. 1% NaOH　　　　　　　E. 5% NaOH 溶液

10. 蒽醌类化合物取代基酸性强弱顺序正确的是（　　　）

A. $-COOH > \beta-OH > \alpha-OH$　　　B. $-COOH > \alpha-OH > \beta-OH$

C. $\beta-OH > \alpha-OH > -COOH$　　　D. $\beta-OH > -COOH > \alpha-OH$

E. $\alpha-OH > \beta-OH > -COOH$

11. 山扁豆双醌属于（　　　）

A. 二蒽醌类化合物　　　　　　　B. 蒽酚类化合物

C. 二蒽酮类化合物　　　　　　　D. 大黄素型羟基蒽醌类化合物

E. 茜草素型羟基蒽醌类化合物

12. 用 pH 梯度萃取法，从不含 $-COOH$ 的总游离羟基蒽醌中分离出含两个 $\beta-OH$ 的蒽醌，选用对应溶剂为（　　　）

A. 5% NaOH 溶液　　　　　B. 1% NaOH　　　　　　C. 5% Na_2CO_3 溶液

D. 热的 5% $NaHCO_3$ 溶液　　E. 5% $NaHCO_3$ 溶液

（二）配伍选择题

[13～17 题共用备选答案]

A. 浅黄至黄色　　　　　　B. 橙黄至橙色　　　　　C. 橙红至红色

D. 紫至紫红色　　　　　　E. 蓝至蓝紫色

13. 某羟基蒽醌类化合物其两侧环上各有 1 个羟基，则其与 0.5% 醋酸镁的甲醇溶液生成的络合物显（　　　）

14. 某羟基蒽醌类化合物环上各有邻位二羟基，则其与 0.5% 醋酸镁的甲醇溶液生成的络合物显（　　　）

15. 某羟基蒽醌类化合物环上各有间位二羟基，则其与 0.5% 醋酸镁的甲醇溶液生成的络合物显（　　　）

16. 某羟基蒽醌类化合物其其中一环具 $\alpha-$羟基，则其与 0.5% 醋酸镁的甲醇溶液生成的络合物显（　　　）

17. 某羟基蒽醌类化合物环上各有对位二羟基，则其与 0.5% 醋酸镁的甲醇溶液生成的络合物显（　　　）

（三）多项选择题

18. 下列结构属于蒽醌类化合物的有（　　　）

A. 二蒽醌类　　　B. 二蒽酮类　　　C. 对菲醌

D. 蒽酮类　　　E. 蒽酚类

19. 下列蒽醌的乙醚溶液，用 5% Na_2CO_3 溶液萃取。可溶于 5% Na_2CO_3 溶液层的有（　　　）

A. 1，3-二羟基蒽醌　　　　B. 1，8-二羟基-2-羧基蒽醌

C. 1，3，4-三羟基蒽醌　　　D. 1，8-二羟基蒽醌

E. 1，4，7 – 三羟基蒽醌

20. 下列天然药物中含有蒽醌类成分的有（　　　）

A. 大黄　　　　　　　B. 黄连　　　　　　　　C. 番泻叶

D. 槐米　　　　　　　E. 虎杖

二、思考题

大黄鉴别的其中一个方法是取大黄粉末加乙醇浸泡，滤过取滤液蒸干，残渣加水使其溶解，再加盐酸，加热回流 30 分钟，立即冷却，用乙醚分 2 次振摇提取，每次合并乙醚液，蒸干，残渣加三氯甲烷使溶解作为供试品溶液。请问从大黄乙醇浸泡液中可提取出哪些成分？加盐酸回流后提取成分会发生什么变化？

（岑嘉莹）

书网融合……

📱 微课　　　　　📝 划重点　　　　　🕐 自测题

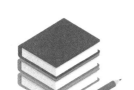

第七章 香豆素类化合物

学习目标

知识要求

1. **掌握** 香豆素类化合物的定义、结构特点、理化性质和化学检识方法。
2. **熟悉** 香豆素类化合物的结构分类、提取与分离方法。
3. **了解** 香豆素类化合物的生物活性、分布及存在形式。

能力要求

1. 学会碱溶酸沉法提取香豆素的操作。
2. 能运用化学检识的方法推断香豆素中所含官能团的种类。

岗位情景模拟

情景描述 三国时期，战乱连连，各种瘟疫疾病流行，民众乡亲伤亡甚多。有一位大夫研究一番之后发现白蜡树的树皮苦、涩、寒，能清热燥湿，收涩止泻。于是他叫村民一同剥取白蜡树的树皮煎水喝，大部分村民的痢疾都好了。白蜡树的树皮便是秦皮，因其多产于秦地，故名之。

讨论 白蜡树树皮中的哪种成分能治疗痢疾？请问可以用哪些方法提取？我们常见的哪些植物中含有这种成分？

第一节 概述

PPT

一、含义

香豆素类化合物是指具有苯骈 α-吡喃酮母核的一类天然产物的总称。从结构上看，香豆素是顺式邻羟基桂皮酸分子内脱水形成的内酯类化合物。

顺式邻羟基桂皮酸 →（-H₂O） 苯骈 α-吡喃酮

二、存在与生物活性

香豆素类化合物广泛分布在芸香科、伞形科、菊科、豆科、瑞香科、茄科等高等植物中，少数分布在微生物代谢产物及动物中。例如中药白芷、补骨脂、九里香、茵陈、秦皮等都含有香豆素类成分。目前已从自然界中分离了上千种香豆素类化合物。香豆素化合物在植物体内以游离或与糖结合成苷的形式存在。香豆素类化合物具有抗菌、抗病毒、抗凝血、抗癌、抗炎、抗氧化、抗 HIV 等生物活性。

重点知识回顾

香豆素类化合物是指具有苯骈 α – 吡喃酮母核的一类天然化合物的总称，结构中常有羟基取代。

第二节　结构与分类

PPT

香豆素类化合物具有苯骈 α – 吡喃酮母核，母核上常有羟基、烷氧基、苯基、异戊烯基等取代基，根据母核上取代基和环合的情况不同，通常将香豆素大致分为五大类，见表 7 – 1。🅴微课

表 7 – 1　常见香豆素分类

结构类型	代表化合物	存在及生物活性
一、简单香豆素类（仅在苯环上有取代基）	七叶内酯（R=H） 七叶苷（R=glc）	中药秦皮的主要有效成分，具有抗菌、抗炎、镇咳、祛痰、平喘作用，临床上用于治疗痢疾
二、呋喃香豆素类 （一）6，7 – 呋喃香豆素（线型）	补骨脂内酯	中药补骨脂的活性成分，具有光敏作用，能增加皮肤黑色素，临床上用于治疗白癜风、斑秃及牛皮癣等皮肤病
（二）7，8 – 呋喃香豆素（角型）	异补骨脂内酯	中药补骨脂的活性成分，生物活性与补骨脂内酯类似
三、吡喃香豆素类 （一）6，7 – 吡喃香豆素（线型）	花椒内酯	植物美洲花椒的成分，具有解痉、抑制肿瘤细胞作用
（二）7，8 – 吡喃香豆素（角型）	邪蒿内酯	中药邪蒿的成分，具有显著的抗真菌作用

续表

结构类型	代表化合物	存在及生物活性
四、异香豆素（香豆素的异构体，1 位氧和 2 位羰基位置互换）	$CH_2-C\equiv C-CH_3$ 茵陈炔内酯	中药茵陈的成分，有促进胆汁分泌和排泄的作用
五、其他香豆素类（α-吡喃酮环上有取代基）	HO H_3CO 黄檀内酯	印度黄檀、降香黄檀的成分，具有抗肿瘤、抗菌、抗氧化等活性

你知道吗

香豆素类化合物的起源

香豆素（Coumarin）最早发现于 1820 年，在圭亚那的黑豆（又叫熏草豆、零陵香豆）中获得，其名称就起源于零陵香豆的加勒比词"coumarou"，具有新割青草的特有香气。香豆素可用于制造香料，也是制造多种其他化学品的基本原料，也可作为糖果、糕点的调味剂。

重点知识回顾

香豆素类化合物的类型分为：①简单香豆素类；②呋喃香豆素类；③吡喃香豆素类；④异香豆素类；⑤其他香豆素类。

第三节　理化性质

PPT

一、性状 微课

游离香豆素多为结晶形状的固体，大多具有香味。小分子的游离香豆素有升华性和挥发性，能随水蒸气蒸馏出来。香豆素苷一般呈粉末状或晶体状，不具有香味和挥发性，也不能升华。

二、溶解性

游离香豆素类成分为亲脂性，易溶于甲醇、乙醇、三氯甲烷、乙醚等有机溶剂，部分能溶于沸水，一般不溶或难溶于冷水。香豆素苷类成分极性大，易溶于甲醇、乙醇，可溶于水，难溶于苯、乙醚等极性较小的有机溶剂。

三、与碱的作用

香豆素类化合物分子中具有 α、β - 不饱和内酯结构，在稀碱溶液中可水解开环，生成顺式邻羟基桂皮酸盐而溶于水中，酸化后又立即闭环形成脂溶性的内酯而沉淀析出。但如果长时间把香豆素化合物放置在碱液中或经紫外线照射，水解生成的顺式邻羟基桂皮酸盐会转变成稳定的反式邻羟基桂皮酸盐，再经酸化也不能环合成内酯。

由于香豆素类化合物结构中往往还含有其他的酯基，在内酯环发生碱水解的同时，其他酯基也会水解，尤其是取代侧链上的酯基如处在苄基碳上则极易水解。香豆素类成分与浓碱（如 20% ~ 30% NaOH 溶液）共沸，则内酯环会裂解，其主要裂解产物是酚类或酚酸类成分。因此，用碱液提取香豆素类化合物时必须注意碱液浓度并避免长时间加热，以防结构被破坏。

四、荧光性

在紫外光照射下，香豆素类成分多显现蓝色或紫色荧光，在碱液中荧光增强。荧光的强弱和有无，与分子中取代基的种类和位置有关。香豆素母核本无荧光，一般在 C_7 位引入羟基即有强烈的蓝色荧光，甚至在可见光下也可辨认，加碱后变为绿色荧光；若在 C_6 位和 C_8 位再引入羟基，则荧光减弱或消失，如七叶内酯（6，7 - 二羟基香豆素）荧光较弱，白瑞香素（7，8 - 二羟基香豆素）不具有荧光。香豆素的羟基经醚化则荧光也减弱，如七叶内酯二甲醚，这一性质常用于色谱法检识香豆素。

重点知识回顾

1. 小分子的游离香豆素有升华性、挥发性和芳香气味。
2. 游离香豆素类的极性小，为脂溶性化合物；香豆素苷极性大，为水溶性化合物。
3. 香豆素类化合物具有 α、β - 不饱和内酯结构，在稀碱溶液中可发生水解反应。

第四节　检识

一、化学检识

1. 异羟肟酸铁反应　香豆素类化合物具有内酯结构，在碱性条件下水解开环，与盐酸羟胺缩合生成异羟肟酸，再在酸性条件下再与 Fe^{3+} 络合生成异羟肟酸铁而显红色。

香豆素　　　　　顺式邻羟基桂皮酸盐　　　　　　　　　　异羟肟酸

异羟肟酸铁（红色）

2. 三氯化铁试剂反应　香豆素类成分常具有酚羟基，在酸性条件下可与 $FeCl_3$ 溶液反应显污绿色至墨绿色沉淀。一般酚羟基数目越多，颜色越深。

3. Gibb's 反应　香豆素类成分在弱碱条件（pH 9～10）下内酯环水解生成酚羟基，如果其对位（6 位）无取代，则与 2，6 - 二氯（溴）苯醌氯亚胺（Gibb's 试剂）反应而显蓝色。利用此反应可判断香豆素分子的 C_6 位是否有取代基存在。

蓝色

4. Emerson 反应　此反应与 Gibb's 反应类似，香豆素若在 6 位无取代，内酯环在碱性条件下开环后与 Emerson 试剂（4 - 氨基安替比林和铁氰化钾）反应生成红色缩合物。此反应也可判断香豆素分子的 C_6 位是否有取代基存在。

红色

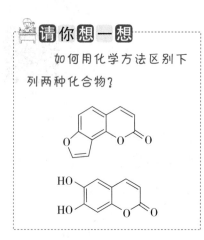

请你想一想

如何用化学方法区别下列两种化合物？

5. 重氮化试剂反应 香豆素结构中酚羟基的邻位或对位若无取代基，则能与重氮化试剂反应生成红色或紫红色的偶氮染料衍生物。

二、色谱检识

（一）薄层色谱法

香豆素类化合物多呈中性或弱酸性，常用硅胶作为吸附剂，也可用中性和酸性氧化铝；展开剂一般采用中等极性或偏酸性的混合溶剂。香豆素的 R_f 值大小与结构类型和取代基有关，其规律见图 7 - 1。

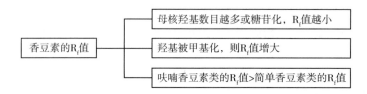

图 7 - 1 薄层色谱法中香豆素的 R_f 值大小与结构的关系

（二）纸色谱法

香豆素类化合物进行纸色谱时，由于结构中多含有酚羟基，显弱酸性，在碱性溶剂中香豆素呈离子态，结果 R_f 值相对较小；在中性溶剂系统中，香豆素化合物的分子态和离子态同时常出现拖尾现象；用酸性溶剂作为展开剂系统香豆素呈分子态，结果 R_f 值相对较大，展开效果好。因此，常用正丁醇 - 醋酸 - 水（4：1：5，上层）为展开剂。

香豆素类成分经薄层色谱或纸色谱展开后，首先观察荧光，可在紫外光（365nm）下，在色谱上多显蓝色、紫色荧光斑点，或喷显色剂显色。常用显色剂有异羟肟酸铁试剂、三氯化铁试剂、重氮化试剂、Emerson 试剂、Gibb's 试剂等。

重点知识回顾

1. 具有内酯结构的化合物可用异羟肟酸铁试剂检识。
2. 三氯化铁试剂常用来检识化合物结构中是否含有酚羟基。
3. Emerson 反应和 Gibb's 反应可用来检识 C_6 位无取代基的香豆素类化合物。

第五节 提取与分离

PPT

一、提取

（一）溶剂提取法

1. 有机溶剂提取法 游离香豆素类化合物极性较小，多具有亲脂性，可选用极性较小的有机溶剂如三氯甲烷、苯、乙醚等溶剂进行提取。香豆素苷类化合物因极性增大而具有亲水性，可选用极性较大的水、甲醇、乙醇等溶剂进行提取。

2. 系统溶剂提取法 药材中可能同时存在极性大小不同的多种香豆素成分，常按溶剂极性从小到大的顺序采用石油醚、乙醚、乙酸乙酯、丙酮和甲醇等依次进行提取。香豆素在石油醚中的溶解度不大，其提取液浓缩后即可得结晶。乙醚是多数香豆素的良好溶剂，也能溶出其他脂溶性成分，如叶绿素等。

3. 碱溶酸沉法 香豆素类化合物具有内酯结构，且多数有酚羟基，利用其遇碱性溶液可开环成盐而溶解，加酸闭环又析出沉淀的性质，可用稀碱液（如0.5%NaOH）短时间加热提取，提取液冷却后用乙醚等亲脂性有机溶剂萃取除去杂质，然后加酸调 pH 值至中性，浓缩至小体积，再加酸酸化，香豆素类化合物即可游离析出。

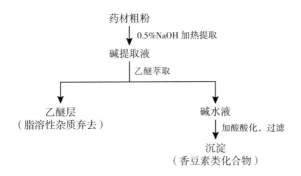

（二）水蒸气蒸馏法

小分子香豆素类化合物具有挥发性，可采用水蒸气蒸馏法进行提取。但此法温度高、受热时间长，有可能引起结构的变化，现已少用。

> **请你想一想**
>
> 采用碱溶酸沉法提取香豆素类化合物时需要注意什么？

二、分离

香豆素类成分初步分离可利用混合物中各组分的溶解性、酸性差异进行分离，但天然药物中的香豆素大多结构相似，极性相近，用常规的溶剂法、结晶法难以相互分离，一般采用色谱法进行分离纯化。常用的有柱色谱法、薄层色谱法和高效液相色谱法。

三、应用实例——秦皮中香豆素类的提取分离

（一）背景知识

秦皮中的有效化学成分是香豆素类，其中主要的有效成分为七叶内酯（又称秦皮乙素）及七叶苷（又称秦皮甲素），是中药秦皮的药效物质。

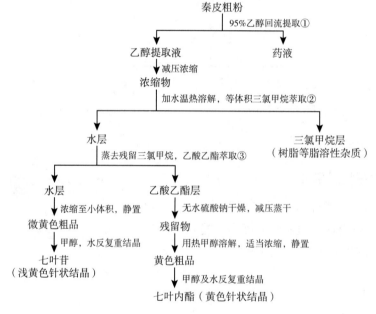

七叶内酯R=H
七叶苷R=glc

七叶内酯：黄色针状结晶（稀醇）或黄色叶状结晶（真空升华），熔点 268 ～ 270℃。易溶于甲醇、乙醇和冰乙酸，可溶于丙酮，几乎不溶于乙醚和水，也易溶于稀碱液，并显蓝色荧光。

七叶苷：浅黄色针状结晶（热水），熔点 204 ～ 206℃。易溶于甲醇、乙醇和乙酸，可溶于沸水，也易溶于稀碱液，并显蓝色荧光。

（二）工艺流程

秦皮中香豆素提取分离的工艺流程如下。

```
                    秦皮粗粉
                      │ 95%乙醇回流提取①
        ┌─────────────┴─────────────┐
      乙醇提取液                    药液
        │ 减压浓缩
      浓缩物
        │ 加水温热溶解，等体积三氯甲烷萃取②
    ┌───┴──────────────────────┐
   水层                      三氯甲烷层
    │ 蒸去残留三氯甲烷，乙酸乙酯萃取③  （树脂等脂溶性杂质）
  ┌─┴──────────┐
 水层        乙酸乙酯层
  │ 浓缩至小体积，静置   │ 无水硫酸钠干燥，减压蒸干
微黄色粗品              残留物
  │ 甲醇，水反复重结晶    │ 用热甲醇溶解，适当浓缩，静置
 七叶苷                黄色粗品
（浅黄色针状结晶）        │ 甲醇及水反复重结晶
                    七叶内酯（黄色针状结晶）
```

工艺流程说明：①香豆素及其苷可溶于乙醇，可用乙醇回流提取。此外，还可利用香豆素内酯环的性质特点采用碱溶酸沉淀法提取。②秦皮中含有树脂及脂溶性色素等杂质，因而在回收乙醇加热水溶解后，用三氯甲烷萃取，除去树脂等脂溶性杂质。③用乙酸乙酯萃取，可使七叶内酯和七叶苷分离，七叶内酯亲脂性强，在乙酸乙酯层，而七叶苷亲水性强，溶于水层，难溶于乙酸乙酯，从而最终将两种成分分离。

重点知识回顾

1. 提取香豆素类成分常采用乙醇提取法或碱溶酸沉法。

2. 秦皮中的主要有效成分为七叶内酯和七叶苷，可采用乙醇回流法进行提取，并利用两者在水和乙酸乙酯中的溶解度不同采用萃取法进行分离。

目标检测

一、选择题

（一）单项选择题

1. 香豆素的基本母核是（　　　）

　　A. 苯骈 α - 吡喃酮　　　　B. 苯骈 α - 呋喃酮　　　　C. 苯骈 γ - 吡喃酮

　　D. 苯骈 γ - 呋喃酮　　　　E. 顺式邻羟基桂皮酸

2. 游离香豆素可溶于热的氢氧化钠溶液，是由于其结构中存在（　　　）

　　A. 亚甲二氧基　　　　　B. 内酯环　　　　　　C. 酮基

　　D. 甲基　　　　　　　　E. 羟甲基

3. 下列化合物属于香豆素的是（　　　）

　　A. 大黄酸　　　　　　　B. 小檗碱　　　　　　C. 秦皮乙素

　　D. 槲皮素　　　　　　　E. 芸香苷

4. 香豆素碱水解时，若在稀碱液中长时间加热后再加酸，最终产物是（　　　）

　　A. 顺式邻羟基桂皮酸　　B. 反式邻羟基桂皮酸　　C. 顺式邻羟基桂皮酸盐

　　D. 反式邻羟基桂皮酸盐　E. 游离香豆素

5. 下列化合物具有强烈天蓝色荧光的是（　　　）

　　A. 大黄素　　　　　　　B. 大豆皂苷　　　　　　C. 芸香苷

　　D. 甘草酸　　　　　　　E. 七叶内酯

6. 异羟肟酸铁反应的作用基团是（　　　）

　　A. 亚甲二氧基　　　　　B. 芳环　　　　　　　C. 内酯环

　　D. 酚羟基　　　　　　　E. 酚羟基对位活泼氢

7. 秦皮中七叶内酯的结构类型为（　　　）

　　A. 简单香豆素　　　　　B. 异香豆素　　　　　　C. 呋喃香豆素

　　D. 吡喃香豆素　　　　　E. 其他香豆素

8. 用碱溶酸沉淀法提取香豆素类化合物的依据是香豆素（　　　）

　　A. 具有挥发性　　　　　B. 具有升华性　　　　　C. 具有内酯环

　　D. 具有强亲水性　　　　E. 具有强亲脂性

（二）配伍题

[9 ~ 11 题共用备选答案]

　A. 内酯环　　　　　　　B. 酚羟基　　　　　　　C. 苯环

　D. C_6是否有取代基　　E. 甲氧基

9. 三氯化铁反应可以检识香豆素的（　　　）

10. 异羟肟酸铁反应可以检识香豆素的（　　　）

11. Emerson 反应可以检识香豆素的（　　　）

[12～14 题共用备选答案]

A. 简单香豆素　　　　　B. 呋喃香豆素　　　　　C. 吡喃香豆素

D. 异香豆素　　　　　　E. 其他香豆素

12. 补骨脂中异补骨脂内酯结构类型是（　　　）

13. 秦皮中的七叶内酯结构类型是（　　　）

14. 美洲花椒中的花椒内酯结构类型是（　　　）

（三）多项选择题

15. 小分子香豆素类化合物具有的性质是（　　　）

A. 挥发性　　　　　　　B. 碱性　　　　　　　　C. 升华性

D. 水溶性　　　　　　　E. 香味

16. 可用于香豆素类成分的检识方法有（　　　）

A. 荧光检识　　　　　　B. 异羟肟酸铁反应　　　C. 三氯化铁反应

D. Gibb's 反应　　　　　E. Emerson 反应

17. 香豆素的提取方法有（　　　）

A. 溶剂提取法　　　　　B. 水蒸气蒸馏法　　　　C. 活性炭脱色法

D. 碱溶酸沉法　　　　　E. 分馏法

二、思考题

　　小李同学用碱溶酸沉法提取天然药物提取液秦皮中的香豆素类成分，其中碱溶液是 20%～30% NaOH 溶液，香豆素类成分经薄层色谱展开后紫外光（365nm）下，在色谱上并没有显蓝色或紫色荧光斑点，小李同学很纳闷，为什么提取的香豆素类成分在色谱上没有显蓝色或紫色荧光斑点呢？我们在提取分离香豆素成分时需要注意些什么问题呢？

（冯春驰）

书网融合……

　　微课1　　　　　微课2　　　　　划重点　　　　　自测题

第八章　强心苷

学习目标

知识要求

1. **掌握**　强心苷的概念、生物活性、结构类型、性质与检识方法。
2. **熟悉**　强心苷的结构组成与分类。
3. **了解**　强心苷的分布、存在形式、提取与分离方法。

能力要求

1. 学会提取原生苷与次生苷。
2. 能运用化学检识的方法推断强心苷类化合物结构类型。

岗位情景模拟

情景描述　某医院急诊科收治了一位患者，医生检查后发现，其严重呼吸困难，呼吸频率达 40 次/分，端坐呼吸，面色灰白、大汗淋漓，频发咳嗽，咳出大量粉红色泡沫样痰。医生诊断为急性左心衰，立即用西地兰静脉缓注并配合其他治疗。西地兰即强心苷的一种，是药房常备药物之一，类似还有地高辛等，详细如下表。

类别	药物名称	给药法	显效时间
慢效	洋地黄毒苷	口服	4 小时
中效	地高辛	口服	1~2 小时
速效	西地兰	静脉	10~30 分钟

讨论　1. 为什么采用静脉注射西地兰急救，西地兰有什么生物活性？
　　　　2. 如何从洋地黄植物中提取西地兰？

第一节　概述

PPT

一、含义

强心苷是存在于植物界中的一类对心脏有显著生理活性的甾体苷类化合物。

二、分布

强心苷主要分布于玄参科、夹竹桃科，在百合科、十字花科、毛茛科、豆科中也有分布。人类已从植物界十几个科属的一百多种植物中得到千余种强心苷类化合物。

目前临床应用强心苷类药物达三十余种，如从玄参科植物毛花洋地黄中提取分离得到西地兰和地高辛；从夹竹桃科植物黄花夹竹桃果仁中获得黄夹苷；从百合科植物铃兰的叶子和花中获得铃兰毒苷。

三、生物活性

强心苷是一类选择性作用于心脏的化合物，能增强心肌收缩力，降低窦性频率。临床上主要用于治疗慢性心功能不全（心衰），还可治疗某些心律失常，尤其是室上性心律失常。另外某些强心苷化合物有细胞毒活性，通过动物实验可抑制肿瘤细胞。

你知道吗

强心苷的作用机制与应用

强心苷正性肌力作用的主要机制是抑制细胞膜结合的 Na^+，K^+ – ATP 酶，致使心肌细胞内游离 Ca^{2+} 浓度升高。目前认为 Na^+，K^+ – ATP 酶是强心苷的特异性受体，其是由 α 及 β 亚单位组成的一个二聚体。强心苷与 Na^+，K^+ – ATP 酶结合，抑制酶的活性，使 Na^+、K^+ 离子转运受到抑制，结果细胞内 Na^+ 逐渐增加，K^+ 逐渐减少，从而使胞内 Na^+ 与胞外 Ca^{2+} 进行交换，使细胞内 Ca^{2+} 浓度升高，从而加强心肌收缩力，属于选择性强心作用的药物，又称强心苷或强心配糖体。临床上主要用以治疗慢性心功能不全、室上性心律失常。

重点知识回顾

1. 强心苷是存在于植物界中的一类对心脏有显著生理活性的甾体苷类化合物。

2. 强心苷类主要分布于玄参科、夹竹桃科，从玄参科毛花洋地黄中可提取分离得到西地兰和地高辛。

3. 强心苷是一类选择性作用于心脏的化合物，能增强心肌收缩力，降低窦性频率。临床上主要用于治疗慢性心功能不全，还可治疗室上性心律失常。

第二节　结构与分类

强心苷的结构是由强心苷元和糖两部分组成。

PPT

一、强心苷元

强心苷元含甾体结构（环戊烷骈多氢菲），是 C_{17} 侧链为不饱和内酯环的甾体化合物。基本母核如下。

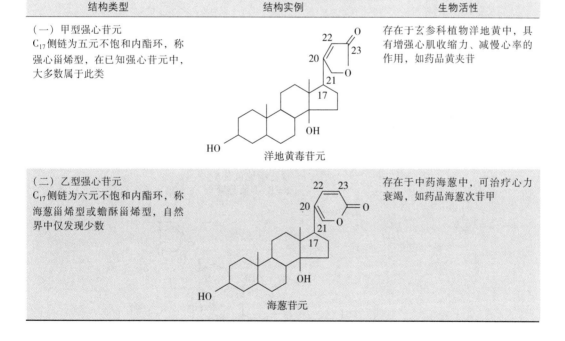

R = 五元或六元不饱和内酯环

强心苷元基本母核的结构特点如下。

1. 甾体母核由 17 个碳原子组成 A、B、C、D 四个环，稠合方式为 A/B 环有顺式、反式，多数为顺式；B/C 环是反式；C/D 环是顺式。

2. 基本母核中 C_3、C_{14} 位常有羟基取代，强心苷中的糖部分均与 C_3 羟基缩合形成苷；母核其他位置也可能有羟基、羰基或双键的存在。

3. C_{10}、C_{13}、C_{17} 的取代基均为 β 型，C_{10} 位多为甲基或醛基、羟甲基、羧基等含氧基团；C_{13} 位为甲基取代；C_{17} 位侧链为不饱和内酯环取代。

根据 C_{17} 位不饱和内酯环的不同，强心苷元可分为甲型强心苷元和乙型强心苷元两类，见表 8 - 1。

表 8 - 1　强心苷元的主要结构类型及实例

结构类型	结构实例	生物活性
（一）甲型强心苷元 C_{17} 侧链为五元不饱和内酯环，称强心甾烯型，在已知强心苷元中，大多数属于此类	洋地黄毒苷元	存在于玄参科植物洋地黄中，具有增强心肌收缩力、减慢心率的作用，如药品黄夹苷
（二）乙型强心苷元 C_{17} 侧链为六元不饱和内酯环，称海葱甾烯型或蟾酥甾烯型，自然界中仅发现少数	海葱苷元	存在于中药海葱中，可治疗心力衰竭，如药品海葱次苷甲

二、强心苷的糖

强心苷中的糖部分，除了常见的 D - 葡萄糖、6 - 去氧糖外，还有一类独特的糖，即 2，6 - 去氧糖，如 D - 洋地黄毒糖、D - 加拿大麻糖等，由于其只存在于强心苷中，故可作为区别于其他苷类的重要特征。例如：

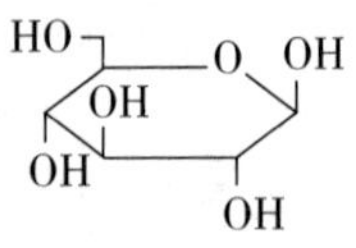

D-葡萄糖 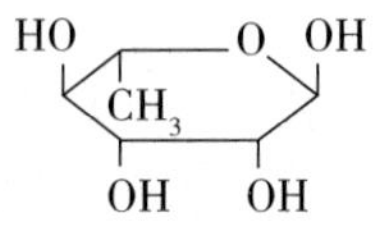　　L-鼠李糖（6-去氧糖） 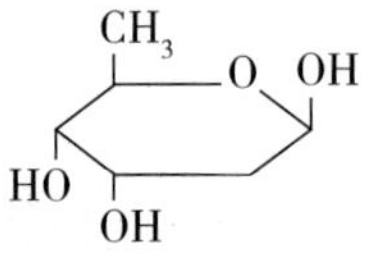　　D-洋地黄毒糖（2，6-去氧糖）

三、苷元与糖的连接方式

强心苷中的糖与苷元的 C_3—OH 缩合形成单糖链苷，最多可连接 5 个糖分子。根据直接与苷元连接的糖的种类不同，强心苷元与糖的连接方式可分为以下三种类型。

Ⅰ型：苷元 C_3–O–（2，6-去氧糖）$_x$–（D-葡萄糖）$_y$。如紫花洋地黄苷 A。

Ⅱ型：苷元 C_3–O–（6-去氧糖）$_x$–（D-葡萄糖）$_y$。如黄夹苷甲。

Ⅲ型：苷元 C_3–O–（D-葡萄糖）$_y$。如绿海葱苷。

（x = 1~3，y = 1~2）

植物界存在的强心苷中，以Ⅰ、Ⅱ型较多，Ⅲ型较少。

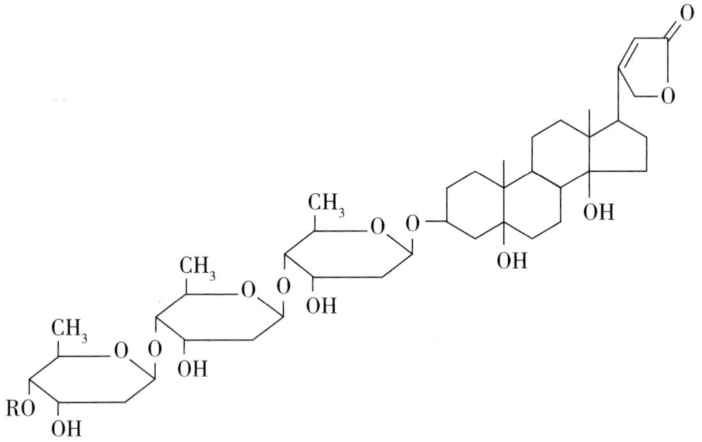

紫花洋地黄苷A
（R=β-D葡萄糖）

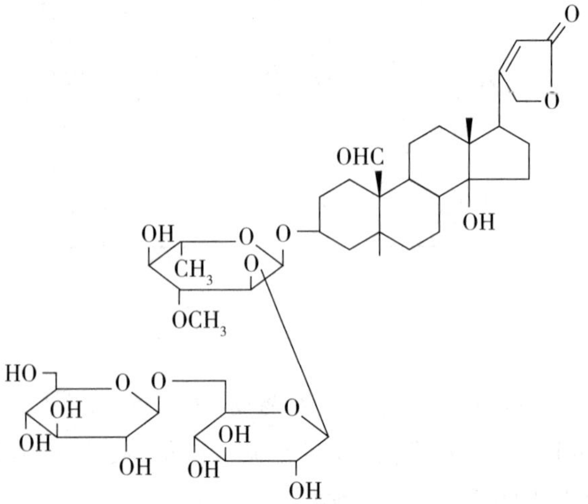

黄夹苷甲

绿海葱苷

请你想一想
甲型强心苷与乙型强心
苷在结构上有什么不同？

重点知识回顾

1. 强心苷分为甲型强心苷和乙型强心苷两类。

2. 强心苷中特殊的糖为 2，6 - 去氧糖。

3. 强心苷元与糖的连接方式分为Ⅰ型、Ⅱ型和Ⅲ型，以Ⅰ型、Ⅱ型较多，Ⅲ型较少。

第三节　理化性质

PPT

一、性状

强心苷多为无定形粉末或无色结晶，有旋光性，多为左旋，味苦，对黏膜有刺激性。

二、溶解性

强心苷一般可溶于水、醇、丙酮等极性溶剂，微溶于乙酸乙酯、含醇三氯甲烷，几乎不溶于乙醚、苯、石油醚等亲脂性的溶剂。强心苷元易溶于三氯甲烷等亲脂性溶剂，一般难溶于水。不同种类的强心苷水溶性差异较大，强心苷的溶解性和分子中所含糖的数目、种类、苷元所含的羟基数目及位置有关。一般来说，原生苷分子中含糖基数目多，亲水性比其次生苷、苷元强；强心苷分子中羟基数越多，亲水性越强，水溶性越大；如乌本苷为单糖苷，苷元部分有 5 个羟基，分子中共有 8 个羟基，能溶于水（冷水 1∶75，沸水 1∶5），难溶于三氯甲烷；而洋地黄毒苷虽为三糖苷，但均为 2，6 - 去氧糖，分子中总羟基只有 5 个，在水中几乎不溶（1∶100000），在三氯甲烷中可溶（1∶40）；此外，分子中羟基如形成分子内氢键则亲水性降低。

三、水解性

强心苷的苷键可被酶或酸催化水解，分子中的内酯环、酰基可被碱水解。苷键的水解难易和水解产物因为水解条件及糖的不同会有差异。　微课

（一）酶水解

含强心苷的植物中均有相应的水解酶共存，酶水解有较强的专一性，主要水解糖

链上的葡萄糖基，生成次生苷和分子数目不等的葡萄糖。如毒毛旋花子的种子中同时存在 β-D-葡萄糖酶和毒毛旋花子双糖酶，水解的产物分别是：

$$K\text{-毒毛旋花子苷} \xrightarrow{\beta\text{-D-葡萄糖酶}} K\text{-毒毛旋花子次苷}+\beta\text{-D-葡萄糖}$$

$$K\text{-毒毛旋花子苷} \xrightarrow{\text{毒毛旋花子双糖酶}} K\text{-毒毛旋花子次苷}+\beta\text{-D-葡萄糖}$$

植物中不存在水解去氧糖的酶，故酶水解不能使苷元与去氧糖之间的键水解，也不能使去氧糖与去氧糖之间的键水解，因而酶水解产物常为次生苷和葡萄糖。

其他生物中的水解酶也能水解某些强心苷，如蜗牛消化酶，是一种混合酶，几乎可水解强心苷中的所有苷键，能将强心苷分子中的糖链逐步水解，最终获得苷元。

（二）酸水解

1. 温和酸水解　用 0.02~0.05mol/L 的稀盐酸或稀硫酸在含水乙醇中经半小时至数小时加热回流，可使 I 型强心苷水解成为苷元和糖。强心苷元与 2，6-去氧糖之间、2，6-去氧糖与 2，6-去氧糖之间的糖苷键易被酸水解而断裂；而 2，6-去氧糖与葡萄糖之间的苷键在此条件下不易断裂。水解产物常常得到苷元、2，6-去氧糖以及 2，6-去氧糖与 D-葡萄糖连接的二糖或三糖。如：

$$\text{紫花洋地黄苷甲} \xrightarrow{\text{稀酸温和水解}} \text{洋地黄毒苷元}+2（\text{D-洋地黄毒糖}）+\text{D-洋地黄毒糖}\text{-}\beta\text{-D-葡萄糖}$$

2. 强烈酸水解　II、III 型强心苷中的糖都不是 2，6-去氧糖，温和酸水解难以进行，必须增大酸的浓度（3%~5%）并延长水解时间或加压才能全部水解，产物为苷元和定量的单糖；但此法常引起苷元结构的改变，失去一分子或数分子水形成脱水苷元。如：

$$\text{黄夹苷乙} \xrightarrow[-2H_2O]{3\%\sim5\%HCl} \text{双脱水苷元}+\text{L-黄夹糖}+2（\beta\text{-D-葡萄糖}）$$

（三）碱水解

强心苷的苷键不被碱水解，但分子中的酰基、内酯环会受碱的作用水解或裂解（图 8-1）。

1. 酰基的水解　强心苷的苷元或糖上常有酰基存在，一般用稀碳酸氢钠（钾）、稀氢氧化钙（钡）溶液，可使酰基水解或脱去而内酯环不被水解。

2. 内酯环的水解　稀氢氧化钠（钾）水溶液可使内酯环开环，但加酸后可再环合；稀碳酸氢钠（钾）醇溶液可使内酯环开环后生成异构化苷，酸化不能再环合成原来的内酯环，为不可逆反应，形成 C_{22} 活性亚甲基，可与某些活性亚甲基试剂缩合显色，可用于甲型强心苷元的检识。

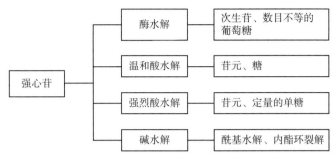

图 8-1　强心苷的水解规律

重点知识回顾

1. 强心苷类性状多为无定形粉末或无色结晶，有旋光性，多为左旋，味苦。

2. 强心苷类一般可溶于水、醇、丙酮等极性溶剂，微溶于乙酸乙酯，几乎不溶于乙醚、苯等亲脂性的溶剂。

3. 强心苷类可发生酶水解、酸水解、碱水解。苷键的水解难易和水解产物因为水解条件及糖的不同会有差异。

📖 第四节　检识

PPT

一、化学检识

强心苷的理化鉴别主要是利用强心苷分子结构中甾体母核、五元不饱和内酯环、α-去氧糖的颜色反应。常用的反应有 Liebermann-Burchard 反应、Keller-Killiani 反应、呫吨氢醇反应、Legal 反应和 Kedde 反应等。

如果样品的显色反应表明有甾体母核和 α-去氧糖，则基本可判定样品含强心苷类成分。若进一步试验，其 Legal 反应或 Kedde 反应等亦呈阳性，则表明样品所含成分可能属于甲型强心苷类。反之，则可能是乙型强心苷类。

（一）甾体母核的显色反应

在无水条件下，甾体成分与强酸（如硫酸、盐酸）、中等强度酸（如磷酸、三氯醋酸）、Lewis 酸（如三氯化锑、五氯化锑）作用，产生不同颜色变化。

1. 醋酐-浓硫酸反应（Liebermann-Burchard 反应）　将样品溶于冰醋酸，滴加硫酸-醋酐（1∶20），产生红→紫→蓝→绿→污绿等颜色变化，最后褪色。

2. 三氯甲烷-浓硫酸反应　将样品溶于三氯甲烷，滴加硫酸后分层，三氯甲烷层显血红色或青色，硫酸层呈绿色荧光。

3. 三氯醋酸反应　将样品溶于三氯甲烷，滴加数滴 25% 三氯醋酸醇溶液，晾干后于 100℃ 加热数分钟，于紫外灯下观察。该反应能区别洋地黄苷化合物的苷元类型。

4. 三氯化锑（五氯化锑）反应　将样品溶液点于滤纸上，喷 20% 三氯化锑（或五氯化锑）三氯甲烷溶液（不含乙醇和水），于 60～70℃加热 3～5 分钟，样品斑点呈黄色、灰蓝色、灰紫色。

（二）不饱和内酯环的显色反应

在碱性醇溶液中，甲型强心苷由于五元不饱和内酯环上的双键移位产生 C_{22} 活性亚甲基，能与某些活性亚甲基试剂作用而显色。

1. 3，5 - 二硝基苯甲酸反应（Kedde 反应）　取样品醇溶液，滴加 3，5 - 二硝基苯甲酸试剂 3～4 滴，产生红色或紫红色。本试剂可用于强心苷纸色谱和薄层色谱的显色，喷雾后显紫红色，几分钟后褪色。

2. 间二硝基苯反应　取样品约 1mg 溶解于适量乙醇中，加入间二硝基苯乙醇溶液 0.1ml，摇匀后再加入 20% 氢氧化钠溶液 0.2ml，呈紫红色，此法可用于纸色谱显色。

3. 碱性苦味酸反应　取样品醇溶液，滴加新制碱性苦味酸试剂数滴，放置 10 分钟以后呈橙色或橙红色。

4. 亚硝酰铁氰化钠反应（Legal 反应）　取样品适量溶于吡啶中，滴加 3% 亚硝酰铁氰化钠试剂和 10% 氢氧化钠溶液各 1 滴，溶液呈深红色，放置颜色逐渐消失。

（三）2，6 - 去氧糖的显色反应

1. 冰醋酸 - 三氯化铁反应（Keller - Killiani 反应）　取样品适量溶于冰醋酸中，滴加 20% 三氯化铁水溶液，再沿试管壁缓慢滴加浓硫酸，观察界面和醋酸层的颜色变化；如有 2，6 - 去氧糖，醋酸层显蓝色；界面的颜色，因苷元的结构不同而异，可呈红色、绿色、黄色等。

此反应只对游离的 2，6 - 去氧糖或在此条件下可水解出 2，6 - 去氧糖的强心苷显色，故阳性反应可肯定 2，6 - 去氧糖的存在，但阴性反应不能绝对证明结构中不含 2，6 - 去氧糖。

2. 咕吨氢醇反应　取样品适量，加咕吨氢醇试剂，水浴加热 3 分钟，若结构中含有 2，6 - 去氧糖即显红色。

重点知识回顾

强心苷中的结构部分与相应的化学检识方法汇总

结构部分	检识反应	反应现象
甾体母核	醋酐 - 浓硫酸反应	红→紫→蓝→绿→污绿色→褪色
	三氯甲烷 - 浓硫酸反应	三氯甲烷层显血红色或青色，硫酸层呈绿色荧光
	三氯醋酸反应	显红色至紫色
	三氯化锑反应	斑点呈黄色、灰蓝色、灰紫色
不饱和内酯环	3，5 - 二硝基苯甲酸反应	红色或紫红色
	间二硝基苯反应	紫红色

续表

结构部分	检识反应	反应现象
	碱性苦味酸反应	放置 10 分钟以后呈橙色或橙红色
	亚硝酰铁氰化钠反应	呈深红色，放置颜色逐渐消失
2，6-去氧糖	冰醋酸-三氯化铁反应	醋酸层显蓝色，界面呈红色、绿色、黄色等
	呫吨氢醇反应	显红色

二、色谱检识

（一）纸色谱

亲水性较强的强心苷，以水饱和的丁酮或乙醇-甲苯-水（4∶6∶1）、三氯甲烷-甲醇-水（10∶2∶5）作展开剂，展开效果较好；亲脂性较强的强心苷，以甲酰胺为固定相，甲酰胺饱和的苯或甲苯为流动相，分离效果较好。

（二）薄层色谱

强心苷的薄层色谱有吸附薄层色谱和分配薄层色谱。分配薄层色谱对分离强心苷的效果较吸附薄层色谱要好，所得斑点集中，承载分离的样品量较大。常用硅藻土、纤维素作支持剂，以甲酰胺、乙二醇等作固定相，三氯甲烷-丙酮（4∶1）、三氯甲烷-正丁醇（19∶1）等溶剂系统作展开剂，分离极性较强的强心苷类化合物。吸附薄层色谱对于极性较弱的苷元及单糖苷，可采用氧化铝、氧化镁、硅酸镁作吸附剂，以乙醚或三氯甲烷-甲醇（99∶1）作为展开剂。

第五节 提取与分离

PPT

从天然药物中分离提纯强心苷是一个比较复杂和困难的过程，因其在植物中的含量一般较低（1%以下），同一植物中常含多种结构相似的强心苷，且常与糖类、皂苷类、色素类、鞣质等共存。这些成分往往能影响或改变强心苷的溶解性，因此，在提取分离过程中要注意这些因素的影响。

一、原生苷的提取

以提取和分离原生苷为目的时，要注意抑制酶的活性，防止酶水解，原料要新鲜，采收后尽快干燥，最好在 50～60℃通风快速烘干或晒干。保存期间要注意防潮，控制含水量，提取时要避免酸碱的影响，一般可用 70%～80% 乙醇加热回流提取，提取效率高，且能使酶失去活性。原料为种子或含脂类杂质较多时，需要用石油醚或乙醚脱脂后提取；原料含叶绿素较多时，可用稀碱液皂化除去，也可用活性炭吸附法除去。

二、次生苷的提取

次生苷的提取，要注意利用原料中酶的活性，使其酶水解脱去葡萄糖基生成次生苷后再提取。方法是将药材粉末加水湿润，在30~40℃下进行发酵酶解，再用乙酸乙酯或乙醇等溶剂进行回流提取，选择的溶剂极性尽量与次生苷的极性相似。

三、应用实例——西地兰的提取与分离

（一）背景知识

毛花洋地黄是玄参科植物，在临床应用已有百年历史，至今仍是治疗心力衰竭的有效药物，其叶中含有30余种强心苷类化合物，其中有五种原生苷，名为毛花洋地黄苷甲、乙、丙、丁、戊，其中毛花洋地黄苷丙的含量最高，占总苷的20%~30%。毛花洋地黄是制备强心药西地兰（去乙酰毛花洋地黄苷丙）和地高辛（异羟基洋地黄毒苷）的主要原料。在提取得到苷丙后，用碱处理，水解除去乙酰洋地黄毒糖上的乙酰基，可得到去乙酰毛花洋地黄苷丙，它是去乙酰基的原生苷；毛花洋地黄苷丙利用毛花洋地黄苷酶水解除去葡萄糖，再用碱水解除去乙酰基，可得到异羟基洋地黄毒苷，是次生苷。

西地兰为白色晶体，沸点265~268℃，能溶于甲醇（1∶200），微溶于三氯甲烷（1∶2000）、乙醇（1∶2500）或水（1∶5000），不溶于乙醚。西地兰的提取可分为三个步骤。

（二）工艺流程

1. 总苷的提取

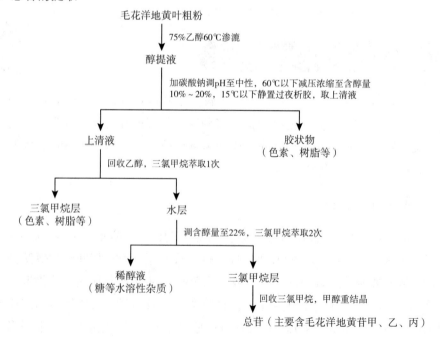

2. 分离苷丙　粗总苷中所含毛花洋地黄苷甲、乙、丙的苷元由于羟基的数目和位置不同，使其在极性和溶解度方面有差异，苷丙极性最大。在三氯甲烷中的溶解度最小，而三个化合物在甲醇和水中的溶解度相似。分离毛花洋地黄苷丙常采用粗总苷 – 三氯甲烷 – 甲醇 – 水（1∶500∶100∶500）的比例萃取，极性小的苷甲、乙在三氯甲烷中含量多，极性大的苷丙在稀甲醇中含量多，据此可分离出毛花洋地黄苷甲、乙、丙。

3. 去乙酰基　毛花洋地黄苷丙去乙酰基，常用

请你想一想

1. 用 75% 乙醇作为提取溶剂，有何目的？

2. 加碳酸钠调 pH 至中性有何作用？含醇量为什么控制在 10% ～20%？

3. 调整乙醇浓度后用三氯甲烷萃取，可除去什么杂质？

氢氧化钙或碳酸钾。按照苷丙 – 甲醇 – 氢氧化钙 – 水（1g∶33ml∶60mg∶33ml）的比例，先将苷丙溶于甲醇中，氢氧化钙溶于水中，分别滤清后混合均匀，静置过夜；再用1% 盐酸调 pH 值至中性，滤过，滤液减压浓缩至约20% 的量，放置过夜，过滤收集沉淀或结晶，用甲醇重结晶，即得西地兰纯品。

目标检测

一、选择题

（一）单项选择题

1. 甲型强心苷元与乙型强心苷元的主要区别是（　　　）
   A. 甾体母核的稠合方式　B. C_3 取代基不同　　　C. C_{10} 取代基不同
   D. C_{13} 取代基不同　　　E. C_{17} 取代基不同

2. Ⅰ型强心苷中苷元与糖的结合方式是（　　　）
   A. 苷元 C_3 –（6 – 去氧糖）$_x$ –（D – 葡萄糖）$_y$
   B. 苷元 C_3 –（2，6 – 去氧糖）$_x$ –（D – 葡萄糖）$_y$
   C. 苷元 C_{14} –（2，6 – 去氧糖）$_x$ –（D – 葡萄糖）$_y$
   D. 苷元 C_3 –（D – 葡萄糖）$_y$
   E. 苷元 C_{10} –（6 – 去氧糖）$_x$ –（D – 葡萄糖）$_y$

3. 提取次生苷应常用的方法是（　　　）
   A. 用 70% 乙醇加热回流提取
   B. 沸水提取
   C. 乙醚回流提取
   D. 药材用水湿润后 30 ～40℃保温，再用乙醇提取
   E. 用甲醇提取

4. 2，6 – 去氧糖常见于（　　　）
   A. 黄酮苷　　　　　　B. 蒽醌苷　　　　　　C. 香豆素苷

    D. 强心苷   E. 皂苷

5. 生成次生苷和葡萄糖的水解类型是（   ）

    A. 酶水解   B. 温和酸水解   C. 强烈酸水解

    D. 碱水解   E. 其他物质水解

6. 不是作用于苷元甾体母核的显色反应是（   ）

    A. 3，5 – 二硝基苯甲酸试剂反应   B. 三氯醋酸反应

    C. 三氯化锑反应   D. 三氯甲烷 – 浓硫酸反应

    E. 醋酐 – 浓硫酸反应

7. 不能区别出甲型和乙型强心苷的反应是（   ）

    A. 3，5 – 二硝基苯甲酸试剂反应   B. 亚硝酰铁氰化钠试剂反应

    C. 碱性苦味酸试剂反应   D. 间二硝基苯试剂反应

    E. 醋酐 – 浓硫酸反应

8. 能检测 2，6 – 去氧糖的反应是（   ）

    A. 三氯甲烷 – 浓硫酸反应   B. 三氯醋酸反应

    C. 呫吨氢醇反应   D. 亚硝酰铁氰化钠试剂反应

    E. 间二硝基苯试剂反应

9. 强心苷元的基本母核属于（   ）

    A. 黄酮   B. 甾体   C. 三萜

    D. 生物碱   E. 苯丙素

10. 具有强心作用的化合物是（   ）

    A. 洋地黄毒苷   B. 薯蓣皂苷   C. 甘草酸

    D. 贝母碱   E. 甜菊苷

（二）配伍选择题

[11 ~ 15 题共用备选答案]

A. 五元不饱和内酯环   B. 六元不饱和内酯环

C. 冰醋酸 – 三氯化铁反应   D. 三氯化锑（五氯化锑）反应

E. 碱性苦味酸试剂反应

11. 可区别强心苷与其他苷类的化学反应是（   ）

12. 能区别甲型、乙型强心苷的化学反应是（   ）

13. 可用于鉴别游离 2，6 – 去氧糖的反应是（   ）

14. 甲型强心苷 C_{17} 侧链结构为（   ）

15. 乙型强心苷 C_{17} 侧链结构为（   ）

（三）多项选择题

16. 强心苷中连接的糖有（   ）

    A. 芸香糖   B. D – 葡萄糖   C. 6 – 去氧糖

    D. 2，6 – 去氧糖   E. 菊糖

17. 提取药材中原生苷的方法有（　　　）

    A. 甲醇回流提取   B. 乙醚提取   C. 80% 乙醇回流

    D. 三氯甲烷回流提取   E. 稀酸提取

18. 强心苷一般可溶于（　　　）

    A. 水   B. 乙醇   C. 丙酮

    D. 苯   E. 石油醚

二、思考题

植物洋地黄中有效成分是什么，有什么生物活性，怎样提取？

（张志勇）

书网融合……

 微课   划重点   自测题

第九章 皂苷

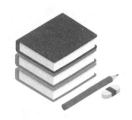

学习目标

知识要求

1. **掌握** 皂苷类化合物及其特点、理化性质、检识与提取方法。
2. **熟悉** 皂苷的结构与分类。
3. **了解** 皂苷的分布、存在形式、性状及生物活性。

能力要求

学会皂苷的检识方法及操作技能。

岗位情景模拟

情景描述 某患者因腹胀、呕吐、不思饮食到医院就诊，中医师辩证为脾胃气虚，痰阻气滞证，并开具处方如下。

人参6g（另煎）　　白术12g　　　　茯苓12g　　　　炙甘草4g　　陈皮5g

姜半夏6g　　　　砂仁5g（后下）　木香4g（后下）　生姜12g

讨论 1. 中医开出的中药处方中经常就有"甘草"，甘草是常用中药，那么其有效成分是什么，有什么生物活性？在药物治疗中有什么作用呢？

2. 甘草皂苷怎样提取？

第一节　概述

PPT

一、含义

皂苷是一类结构复杂、性质特殊的苷类化合物。因其水溶液振摇后能产生大量似肥皂样的持久性泡沫，故名皂苷，别称皂素或皂角苷。皂苷源于拉丁语的"Sapo"，意为肥皂，中国古人曾用皂荚洗衣服，就是由于其中含有皂苷类化合物。

二、分布

皂苷广泛存在于植物体内，种类繁多，组成复杂，主要分布于陆地高等植物中，少量存在于海星和海参等海洋生物中。许多天然药物如人参、远志、桔梗、甘草、三七、绞股蓝、知母和柴胡等的主要有效成分都含有皂苷。

三、生物活性

多数皂苷能降低液体的表面张力，具有起泡沫的性质和乳化剂的作用，能用作清洁剂。一些皂苷对细胞膜具有破坏作用，表现出溶血、细胞毒性等多样活性。皂苷能溶血是因为多数皂苷能与胆固醇结合生成水不溶性的分子复合物。皂苷的生物活性与其所连接的糖链数目和苷元的结构都有关，例如人参总皂苷没有溶血的现象，但分离后其中以人参三醇及齐墩果酸为苷元的人参皂苷有显著的溶血作用，而以人参二醇为苷元的人参皂苷则有抗溶血作用。有许多含皂苷类成分的天然药物如远志、桔梗等有祛痰止咳的功效；有少数皂苷（如齐墩果酸）还具有抗菌的活性或解热、镇静、抗癌等多样生物活性。个别皂苷有特殊的生理活性，如人参皂苷能增进 DNA 和蛋白质的生物合成，提高机体的免疫能力；甘草酸具有促进肾上腺皮质激素的作用，并有止咳和治疗胃溃疡病的功效。

你知道吗

甘草的有效成分与应用

甘草是豆科植物甘草的干燥根和根茎，主要含有皂苷类化合物，有效成分主要为甘草酸和甘草次酸。中医认为甘草补脾益气、滋咳润肺、缓急解毒、调和百药。临床应用有"生用"与"蜜炙"之别，生用主治咽喉肿痛、痈疽疮疡、胃肠溃疡以及解药毒、食物中毒等；蜜炙主治脾胃功能减退，大便溏薄，乏力发热以及咳嗽、心悸等。

现代药理证明甘草酸有抗炎活性，甘草中的黄酮具有消炎、解痉、抗酸和抗癌等药理作用。甘草还广泛应用于食品工业，精制糖果和口香糖。甘草浸膏是制造巧克力的乳化剂，还能增加啤酒的酒味及香味、提高黑啤酒的稠度和色泽；还可作矫味剂，用于制作某些软性饮料和甜酒。

重点知识回顾

皂苷是一类结构复杂、性质特殊的苷类化合物。因其水溶液振摇后能产生大量似肥皂样的持久性泡沫，故名皂苷。

第二节 结构与分类

PPT

皂苷由皂苷元与糖构成。组成皂苷的糖常见有葡萄糖、半乳糖、鼠李糖、阿拉伯糖、木糖、葡萄糖醛酸和半乳糖醛酸等。按皂苷元的结构不同，皂苷分为甾体皂苷和三萜皂苷两大类，见表 9 – 1。

表 9 – 1 皂苷元的结构类型

结构类型	结构实例	存在及分布
（一）甾体皂苷 苷元为螺旋甾烷衍生物，多由 27 个碳原子所组成。分子中不含羧基，呈中性，故又称中性皂苷	 薯蓣皂苷	主要存在于薯蓣科、百合科和玄参科等，燕麦皂苷 D 和薯蓣皂苷为常见的甾体皂苷

续表

结构类型	结构实例	存在及分布
（二）三萜皂苷 苷元为三萜衍生物，多由 30 个碳原子组成，大部分三萜皂苷呈酸性，故又称酸性皂苷	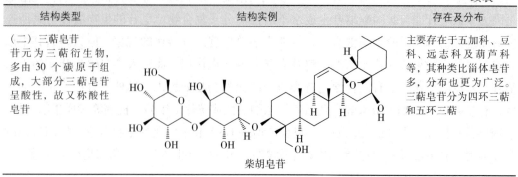 柴胡皂苷	主要存在于五加科、豆科、远志科及葫芦科等，其种类比甾体皂苷多，分布也更为广泛。三萜皂苷分为四环三萜和五环三萜

　　皂苷根据苷元连接糖链数目的不同，可分为单糖链皂苷、双糖链皂苷及三糖链皂苷。在一些皂苷的糖链上，通过酯键连有其他基团。

重点知识回顾

皂苷的分类

1. 甾体皂苷　又称中性皂苷，具有甾体母核。

2. 三萜皂苷　又称酸性皂苷，分为四环三萜和五环三萜。结构中有 30 个碳原子。

PPT

第三节　理化性质

一、性状

　　皂苷元一般呈结晶状态，但与糖结合成大分子皂苷后极性增大，多难以结晶，大多为白色或乳白色无定形粉末，仅少数为晶体，如常春藤皂苷为针状晶体。皂苷多数具有苦味和辛辣味，但少数例外，如甘草皂苷有显著甜味。皂苷粉末对人体各部位的黏膜有较强的刺激性，如鼻黏膜受到皂苷刺激后会引起喷嚏，促进呼吸道黏液腺的分泌而产生祛痰止咳作用。皂苷具强吸湿性，多无明显的熔点，一般测得的是分解点。大多数甾体皂苷属于中性皂苷，有旋光性，多为左旋；而多数三萜皂苷属于酸性皂苷，无旋光性。皂苷性质见图 9 - 1。

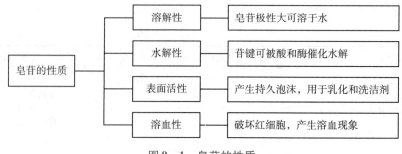

图 9 - 1　皂苷的性质

二、溶解性

大多数皂苷极性较大，可溶于水，易溶于热水、含水稀醇、热甲醇和乙醇，难溶于丙酮、乙醚，在含水正丁醇或戊醇中有较大的溶解度。皂苷水解成次生苷后，在水中的溶解度随之降低，易溶于中等极性的醇、丙酮、乙醚。皂苷完全水解后生成的皂苷元则不溶于水，而溶于石油醚、苯、乙醚、三氯甲烷等极性小的有机溶剂。皂苷有一定的助溶作用，可促进其他成分在水中的溶解。

三、水解性

皂苷苷键可被酸和酶催化水解。水解条件剧烈时，一些皂苷元往往会发生脱水、环合、双键移位、取代基位移、构型转化等，生成次生产物，从而不能得到真正的皂苷元。若想得到真正皂苷元，需选用温和的水解方法，如光分解法、氧化降解法、酶解法或土壤微生物淘汰培养法等。

四、表面活性

皂苷有降低水溶液表面张力的作用，多数皂苷的水溶液经强烈振摇能产生持久性的泡沫，并不因加热而消失。而含蛋白质和黏液质的水溶液虽也能产生泡沫，但不能持久，加热后很快消失。皂苷的化学结构中，由于苷元具有不同程度的亲脂性，糖链具有较强的亲水性，使皂苷成为一种表面活性剂，水溶液振摇后能产生持久性的肥皂样泡沫。一些富含皂苷的植物提取物被用于制造乳化剂、洗洁剂和发泡剂等。皂苷是很强的表面活性剂，即使高度稀释也能形成有泡沫皂液。值得注意的是：皂苷水溶液只有在适宜的 pH 条件下，振摇后才能产生大量持久性的泡沫。中性皂苷的水溶液在碱性条件下能形成较稳定的泡沫，借此可区别酸性皂苷。

样品管 1（加酸调 pH = 1）⎱　⎰泡沫高度或持续时间一样：含酸性皂苷
样品管 2（加碱调 pH = 13）⎰　⎱碱管泡沫高或持续时间长：含中性皂苷

五、溶血性

皂苷的水溶液大多能破坏红细胞，产生溶血现象。因此，含皂苷的药物一般不宜制成注射剂供静脉注射，以免产生溶血现象。肌注也易引起局部组织坏死，但口服无溶血现象产生。溶血作用的原因是皂苷与胆甾醇结合生成水不溶性分子复合物，破坏红细胞的渗透性而发生崩解，导致溶血现象的发生。

各种皂苷溶血作用的强弱不同，也并非所有的皂苷都具有溶血作用，如人参总皂苷无溶血作用，但分离后发现人参三醇类皂苷有溶血作用，而人参二醇类皂苷则有抗溶血现象。

溶血试验可用于检识皂苷。溶血试验（纸片法）：取滤纸一片，滴加 1% 皂苷水溶液1滴，干燥后，喷雾血细胞试液，数分钟后，能观察到红色的背景中出现淡黄色或淡褐色斑点。

重点知识回顾

1. 皂苷为水溶性，皂苷元为脂溶性。

2. 皂苷可被酸或酶催化水解。

3. 皂苷有降低水溶液表面张力的作用，水溶液经强烈振摇能产生持久性的泡沫。

4. 皂苷的水溶液大多能破坏红细胞，产生溶血现象。故含皂苷的药物一般不宜制成注射剂供静脉注射，以免产生溶血现象，但口服无溶血现象产生。

第四节　检识

PPT

皂苷是一类性质特殊的化合物，可利用其特殊性质如泡沫试验、溶血试验进行检识，实际工作中更多是利用化学显色反应、色谱法进行检识。　📱 微课

一、化学检识

用于检识皂苷的化学显色反应有很多，最常用的显色反应如下。

1. 醋酐 – 浓硫酸反应　样品溶于冰醋酸（或醋酐）中，加醋酐 – 浓硫酸试剂，产生黄→红→紫→蓝等颜色变化，最后褪色。甾体皂苷很快出现蓝绿色；三萜皂苷缓慢出现不明显的蓝绿色。

2. 三氯甲烷 – 浓硫酸反应　样品溶于三氯甲烷，沿管壁滴加浓硫酸后，三氯甲烷层呈现红色或青色，浓硫酸层有绿色荧光出现。

3. 三氯醋酸反应　将皂苷溶液滴在滤纸上，喷三氯醋酸试剂，加热，生成红色，渐变为紫色。甾体皂苷当加热至60℃即发生颜色变化，而三萜皂苷必须加热至100℃才能显色。

二、色谱检识

（一）薄层色谱检识

亲水性弱的皂苷，多用硅胶吸附薄层，硅胶为吸附剂，三氯甲烷 – 丙酮（95∶5）、苯 – 丙酮（1∶1）混合溶剂为展开剂。亲水性强的皂苷用分配薄层效果好，硅胶为支持剂（载体），三氯甲烷 – 甲醇 – 水（65∶35∶10）、水饱和的正丁醇等作展开剂，常用显色剂有10%硫酸乙醇溶液、0.5%茴香醛硫酸乙醇溶液等。

（二）纸色谱检识

亲水性皂苷以滤纸吸附的水为固定相，用水饱和的正丁醇、乙醇、乙酸乙酯混合

溶剂为展开剂；亲脂性皂苷多以甲酰胺为固定相，用甲酰胺饱和的三氯甲烷、苯混合溶剂为展开剂。其亲脂性与分离成分相适应。常用显色剂有25%三氯乙酸、15%三氯化锑等。

重点知识回顾

皂苷的检识

1. 皂苷可利用泡沫试验或溶血试验进行检识。

2. 皂苷化学检识：利用醋酸酐 – 浓硫酸、三氯甲烷 – 浓硫酸或三氯醋酸等试剂检识。

第五节 提取与分离

PPT

一、提取

（一）醇提取法

常用不同浓度的乙醇或甲醇提取皂苷，如果皂苷分子中羟基、羧基等极性基团较多，亲水性较强，用烯醇提取效果较好。提取液减压浓缩后，加适量的水，必要时先用乙醚、石油醚等亲脂性溶剂萃取，除去亲脂性杂质，然后用水饱和的正丁醇萃取，减压蒸干，得粗制总皂苷，此法被认为是皂苷类成分提取的通法，如人参总皂苷的提取。

（二）醇溶醚沉法

由于皂苷在甲醇或乙醇中溶解度大，在丙酮、乙醚中的溶解度小，因此将醇提取液适当浓缩后，加入丙酮或乙醚，皂苷可能被沉淀析出。

（三）碱溶酸沉法

对于一些酸性皂苷，可先用碱水提取，再加酸酸化使皂苷沉淀析出，如槲寄生中土当归酸的提取。

二、分离

以上提取物为粗总皂苷（混合物），需进一步精制与分离，方法如下。

（一）溶剂法

将粗总皂苷先溶于水，加食盐饱和，用正丁醇反复萃取除去水溶性杂质，萃取液减压回收溶剂，即得总皂苷纯品。然后利用皂苷难溶于乙醚、丙酮等低极性溶剂的性质，在含皂苷醇液中，逐步滴加乙醚、丙酮或乙醚 – 丙酮（1：1）混合溶剂，皂苷因极性不同而分批沉淀出来。

（二）沉淀法

1. 胆甾醇沉淀法 甾体皂苷与胆甾醇、β-谷甾醇、豆甾醇和麦角甾醇等可生成难溶性分子复合物，加乙醚回流后，该分子复合物重新分解，胆甾醇溶于乙醚，甾体皂苷不溶于乙醚而沉淀析出。三萜皂苷不能与胆甾醇形成稳定的分子复合物，据此可实现甾体皂苷和三萜皂苷的分离。

2. 铅盐沉淀法 铅盐沉淀法可用以分离酸性皂苷和中性皂苷。

（三）色谱分离法

大孔树脂吸附色谱法、分配柱色谱法、高效液相色谱法等都是分离皂苷的有效方法。其中大孔树脂吸附色谱法较常用，该法将皂苷浓缩液通过大孔树脂后，先用少量水洗去糖等水溶性杂质，再用30%～50%乙醇进行梯度洗脱，可分离出组成不同的皂苷纯品。

三、应用实例——甘草中甘草酸和甘草次酸的提取与分离

（一）背景知识

甘草酸为含有羧基的酸性皂苷（又称甘草皂苷，其相应的皂苷元称甘草次酸），在植物中常以钾盐和钙盐的形式存在而易溶于水，酸化又游离成甘草酸而沉淀析出。由于甘草酸不易精制，所以一般先将其转变为甘草酸的单钾盐，然后水解成为甘草次酸。

甘草次酸为白色针状结晶，易溶于乙醇或三氯甲烷。

（二）工艺流程

1. 甘草酸单钾盐的制备

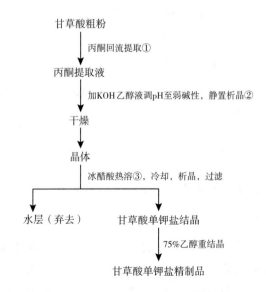

请你想一想

1. 用丙酮溶剂回流提取，有何目的？
2. 加KOH乙醇液调pH至弱碱性有何作用？
3. 用冰醋酸热溶可除去什么杂质？

甘草酸粗粉
↓ 丙酮回流提取①
丙酮提取液
↓ 加KOH乙醇液调pH至弱碱性，静置析晶②
干燥
↓
晶体
↓ 冰醋酸热溶③，冷却，析晶，过滤
水层（弃去）　　甘草酸单钾盐结晶
　　　　　　　　　↓ 75%乙醇重结晶
　　　　　　　甘草酸单钾盐精制品

2. 甘草次酸的制备

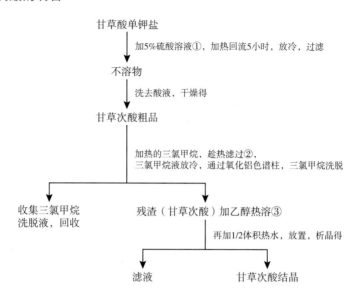

请你想一想

1. 加 5% 硫酸溶液回流的目的是什么?

2. 为什么要趁热滤过?

3. 加乙醇热溶的作用是什么?

重点知识回顾

1. 皂苷的提取方法 常用乙醇、丙酮等亲水性有机溶剂回流提取，酸性皂苷也可以用碱溶酸沉淀法提取。

2. 皂苷的分离 常用正丁醇萃取法分离皂苷和皂苷元。用胆甾醇沉淀法或铅盐沉淀法分离中性皂苷与酸性皂苷。

目标检测

一、选择题

（一）单项选择题

1. 皂苷有溶血作用的原因是（　　　　）

　　A. 具表面活性

　　B. 与细胞壁上的胆甾醇生成沉淀

　　C. 具有羟基

　　D. 具甾体结构

　　E. 具三萜结构

2. 含皂苷为主要成分的药物，一般不宜制成注射剂，其原因是（　　　）

　　A. 刺激性　　　　　　　B. 有泡沫　　　　　　　C. 难溶解

　　D. 溶血性　　　　　　　E. 不稳定

3. 根据皂苷元的结构，皂苷可分为（　　　）

　　A. 四环三萜皂苷和五环三萜皂苷两大类

　　B. 甾体皂苷、三萜皂苷、酸性皂苷和中性皂苷四大类

　　C. 单糖链皂苷、双糖链皂苷、脂皂苷三大类

　　D. 甾体皂苷和三萜皂苷两大类

　　E. 皂苷和皂苷元两大类

4. 从水溶液中萃取皂苷，最适宜的溶剂是（　　　）

　　A. 乙醚　　　　　　　　B. 乙醇　　　　　　　　C. 水饱和的苯酚

　　D. 丙酮　　　　　　　　E. 水饱和的正丁醇

5. 属于皂苷的化合物是（　　　）

　　A. 苦杏仁苷　　　　　　B. 强心苷　　　　　　　C. 甘草酸

　　D. 天麻苷　　　　　　　E. 黄芩苷

6. 可作为皂苷纸色谱显色剂的是（　　　）

　　A. 三氯醋酸试剂　　　　B. 醋酐 - 浓硫酸试剂　　C. α - 萘酚 - 浓硫酸试剂

　　D. 碘化铋钾试剂　　　　E. 异羟肟酸铁试剂

7. 甾体皂苷不具有的特征是（　　　）

　　A. 其苷键可被酶、酸水解　　　　　　B. 具有表面活性和溶血作用

　　C. 可溶于水、正丁醇　　　　　　　　D. 苷元 C_3 位有羟基

　　E. 苷元由 35 个碳原子组成

8. 分段沉淀法分离皂苷是利用总皂苷中各成分（　　　）

　　A. 难溶于石油醚的性质　　B. 极性不同　　　　　C. 酸性强弱不同

　　D. 在乙醇中溶解度不同　　E. 结构类型不同

9. 关于皂苷性质的叙述，下列错误的是（　　　）

　　A. 多数具有酸味　　　　B. 多为无定形粉末　　　C. 对黏膜的刺激

　　D. 多为溶血作用　　　　E. 振摇后能产生泡沫

10. 具有溶血作用的苷类化合物为（　　　）

　　A. 蒽醌苷　　　　　　　B. 黄酮苷　　　　　　　C. 强心苷

　　D. 皂苷　　　　　　　　E. 香豆素

（二）配伍选择题

[11～15 题共用备选答案]

A. 溶血性　　　　　　　　B. 表面活性　　　　　　C. 酸性

D. 挥发性　　　　　　　　E. 亲脂性

11. 皂苷的水溶液搅拌后能产生持久性泡沫，是由于皂苷具有（　　　）

12. 皂苷可以用溶血试验进行检识，是根据其具有（　　　）

13. 黄酮类化合物能用碱溶酸沉淀法进行提取，是根据其具有（　　　）

14. 用无水乙醚从药材中提取某有效成分，是根据该有效成分具有（　　　）

15. 小分子的游离香豆素可用水蒸气蒸馏法进行提取，是根据其具有（　　　）

（三）多项选择题

16. 除皂苷外，下列成分的水溶液也可产生泡沫的是（　　　）

  A. 蛋白质   B. 黏液质   C. 树脂

  D. 糖类   E. 生物碱

17. 甘草皂苷具有的性质包括（　　　）

  A. 有甜味   B. 有酸性   C. 难水解

  D. 能成盐   E. 有旋光性

18. 可用于皂苷类化合物检识的试剂有（　　　）

  A. 3，5－二硝基苯甲酸   B. 醋酐－浓硫酸   C. 硅钨酸

  D. 三氯甲烷－浓硫酸   E. 三氯醋酸

19. 皂苷可溶于（　　　）

  A. 热水   B. 正丁醇   C. 含水乙醇

  D. 乙醚   E. 石油醚

20. 分离精制皂苷可选用的方法是（　　　）

  A. 胆甾醇沉淀法   B. 分段沉淀法   C. 铅盐沉淀法

  D. pH 梯度萃取法   E. 高效液相色谱法

21. 主要活性成分为皂苷的中药有（　　　）

  A. 大黄   B. 甘草   C. 黄芩

  D. 秦皮   E. 桔梗

二、思考题

  人参、远志、桔梗、甘草、三七、绞股蓝、知母和紫胡等中药均以皂苷为主要有效成分，同学们能否利用皂苷成分的特性，为这些中药的鉴别设计出简便的方法？

（张志勇）

书网融合……

   微课   划重点   自测题

第十章 萜类和挥发油

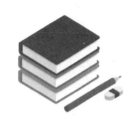

学习目标

知识要求

1. **掌握** 萜类化合物的定义和分类方法；挥发油的定义、化学组成、理化性质以及水蒸气蒸馏提取法。
2. **熟悉** 单萜、倍半萜和三萜的分布；挥发油的其他提取方法。
3. **了解** 萜类化合物的理化性质；挥发油的分布、分离方法。

能力要求

1. 学会水蒸气蒸馏法提取挥发油的操作。
2. 能运用化学检识的方法推断挥发油中所含官能团的种类。

岗位情景模拟

情景描述 某患者因腹胀、呕吐、不思饮食到医院就诊，中医师辨证为脾胃气虚，痰阻气滞证，并开具处方如下。

人参6g（另煎）　　白术12g　　　　茯苓12g　　　　炙甘草4g　　陈皮5g

姜半夏6g　　　　砂仁5g（后下）　　木香4g（后下）　　生姜12g

讨论 1. 砂仁和木香为什么需要在煎煮时"后下"？

2. 砂仁和木香等饮片储存的时间越长，其有效成分的损失越多，若需要测定其有效成分的损失情况，通常是先将有效成分提取后再测定其含量，请问可用哪种提取方法？

第一节　萜类

PPT

一、概述

萜类化合物是自然界中分布广泛、骨架庞杂、种类繁多，且具有广泛生物活性的一类重要成分。至1997年，已发现的萜类化合物在两万种以上（包括部分合成物）。萜类化合物一直是天然药物化学成分研究中比较活跃的领域，也是寻找和发现天然药物中活性成分的重要来源。

你知道吗

萜类的生源学说

萜类化合物的结构千差万别，似乎无规律可寻，但多数萜类化合物的骨架由 5 个碳原子为基本单元的片段构成，可见萜类化合物有着共同的生源途径，这就是萜类化合物在结构上的共同特征。人类对萜类化合物的研究和认识过程中，经历了两种生源途径学说，即"经验的异戊二烯法则"和"生源的异戊二烯法则"。两种学说的分歧在于植物中合成萜类化合物的前体物质不同。"经验的异戊二烯法则"认为在植物体中合成萜类化合物的前体物质是"异戊二烯"，但研究发现很多萜类化合物不能用"经验的异戊二烯法则"得到解释，因此才有了后来的"生源的异戊二烯法则"，该法则认为萜类化合物在植物中合成的前体物质是"甲戊二羟酸"。

二、含义与分类

萜类化合物是所有异戊二烯结构单元的聚合物及其衍生物的总称。按其碳原子的连接方式可分为单环萜、多环萜和开链萜三种，开链萜的分子式符合通式（C_5H_8）$_n$。

萜类化合物在自然界分布广泛，种类繁多，根据萜类化合物分子中所含的异戊二烯单元数目，可将萜分为以下类型（表 10 – 1）。🔲 微课

表 10 – 1　萜类化合物的类型和分布

类别	异戊二烯单元数（n）	碳原子数	存在
半萜	1	5	植物叶
单萜	2	10	挥发油
倍半萜	3	15	挥发油
二萜	4	20	树脂、苦味素、植物醇
二倍半萜	5	25	海绵、植物病菌等
三萜	6	30	皂苷、树脂等
四萜	8	40	胡萝卜素等
多萜	>8	>45	橡胶

请你想一想

1. 根据前面对萜类化合物的定义，对于一个未知化合物，其碳原子数刚好是 5 的倍数，能否说明该化合物属于萜类化合物？

2. 单萜、倍半萜一般存在于何种物质中？

3. 已知下列化合物为萜类，请根据表 10 – 1 的规律，判断其属于哪种萜？

三、重要类型的萜

（一）单萜

单萜类化合物是挥发油的主要组成成分，是挥发油中沸点较低的部分，其广泛分布于高等植物伞形科、唇形科、松科等的分泌组织（腺体、树脂道）中。含氧的单萜类化合物多数具有浓郁的香气，有芳香开窍和理气等多种功效，是药物、食品和化妆品工业的重要原料。

（二）倍半萜

倍半萜类化合物也是挥发油的主要组成成分，是挥发油中沸点较高的部分。倍半萜是萜类化合物中数目最多的一种，其广泛分布于植物界，在芸香科、木兰科、菊科等植物中含量最为丰富。

（三）二萜

二萜类化合物广泛分布于植物界，如组成叶绿素的植物醇，植物分泌的乳汁、树脂。除植物外，菌类的代谢产物、海洋生物以及动物的肝脏中均发现和分离出了二萜。许多二萜的含氧衍生物具有多方面的生物活性。

（四）三萜

三萜是构成植物皂苷、树脂等的重要物质，三萜在自然界的分布非常广泛，有的以游离的形式存在，有的则与糖结合成苷的形式存在，如甘草、柴胡、人参、远志、桔梗等植物中都含有三萜及其皂苷。三萜及其苷类有多方面的生物活性和独特的性质，如三萜皂苷，相关内容已在本书的第九章叙述。

重要类型萜的实例见表 10 - 2。

表 10 - 2　重要类型萜的实例

结构类型	代表化合物	存在及生物活性
（一）单萜	 α - 柠檬醛　　　薄荷醇	柠檬醛存在于多种挥发油中，以柠檬油和香茅油中含量较高；薄荷醇存在于中药薄荷中，是薄荷油的主要成分，对皮肤和黏膜有清凉和弱的麻醉作用，可用于镇痛和止痒
（二）倍半萜	 青蒿素	存在于中药黄花蒿、青蒿中，具有良好的抗疟疾作用

续表

结构类型	代表化合物	存在及生物活性
（三）二萜	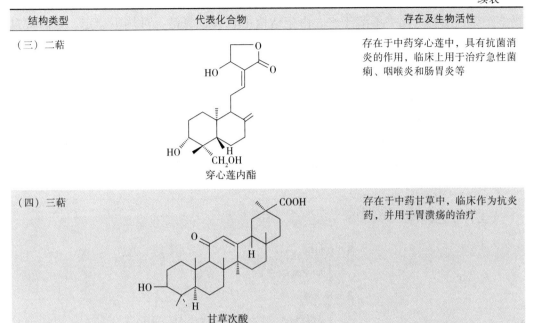穿心莲内酯	存在于中药穿心莲中，具有抗菌消炎的作用，临床上用于治疗急性菌痢、咽喉炎和肠胃炎等
（四）三萜	甘草次酸	存在于中药甘草中，临床作为抗炎药，并用于胃溃疡的治疗

四、理化性质

（一）性状

单萜及倍半萜多为特殊香气的油状液体，具有挥发性。二萜多数为结晶性固体。萜类化合物多数味苦，有的味极苦，但有的却具有较强的甜味，如甜菊苷。

（二）溶解性

萜类化合物一般为亲脂性，易溶于醇和亲脂性有机溶剂，而难溶于水，少数的萜类化合物由于结构中含有极性基团，其水溶性增强。

五、应用实例——青蒿素的提取

（一）背景知识

青蒿素（又称为"黄花蒿素"）是一种含有过氧基团的倍半萜内酯类化合物，目前主要从植物黄花蒿中提取得到，是目前治疗疟疾的高效、速效药。

青蒿素

青蒿素为白色针状结晶，易溶于丙酮、乙酸乙酯、氯仿和苯，可溶于乙醇和乙醚，微溶于冷石油醚，几乎不溶于水。由于结构中含有过氧键，对热不稳定。青蒿素自1972年被发现至今，已有多种提取方法，如有机溶剂提取法、超临界萃取法、超声提取法、微波辅助提取法。

请你想一想

中药青蒿具有清热解暑、除蒸、截疟的功效，中医师常将青蒿与其他中药配伍治疗疟疾等症。传统经验，青蒿可入汤剂，但不宜久煎。现代研究表明，青蒿的主要活性成分是青蒿素，请根据本章所学的知识，分析青蒿不能久煎的原因。

（二）工艺流程

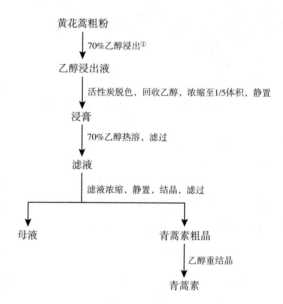

黄花蒿粗粉
↓ 70%乙醇浸出①
乙醇浸出液
↓ 活性炭脱色，回收乙醇，浓缩至1/5体积，静置
浸膏
↓ 70%乙醇热溶，滤过
滤液
↓ 滤液浓缩，静置，结晶，滤过
母液　　　青蒿素粗晶
　　　　　↓ 乙醇重结晶
　　　　　青蒿素

注：除乙醇外，可用于提取青蒿素的有机溶剂还有很多，如丙酮、乙醚等，不同的溶剂提取各有其优缺点，从经济和低毒的角度考虑，以上工艺更适于中型生产。

你知道吗

"青蒿素" 的故事

20世纪60年代初，正值美越两军交战，交战中的两军人员损失惨重，除部分是战争伤亡外，更多的是由于"疟疾"导致的非战争性死亡。据统计，1967～1970年间，在越战中美军因疟疾导致的死亡人数达十万，越军同样损失惨重，而当时原作为治疗疟疾的一线用药氯喹已出现了耐药。因此，美国不惜投入大量的人力和物力，筛选了20多万种化合物，却未能找到理想的抗疟疾新药，越南则求助于中国。当时中国调集了全国60多家科研单位，500多名直接参与的科研人员，组成了一支庞大的科研攻关队伍。在国内外均处于困境的情况下，我国科学家力排众难，日以继夜地进行研究工作。长达十年之久，终于在 1971 年，发现黄花蒿的提取物对疟原虫的抑制率达 100%，继而在提取物中分离出了有效单体，这个新型的有效单体被命名为"青蒿素"。青蒿素的问世受到了世界各国的密切关注和高度重视。我国科学家屠呦呦也因为在青蒿素研究中作出了突出的贡献，在 2011 年 9 月被授予"拉斯克临床医学奖"，并于 2015 年 10 月被授予诺贝尔生理学或医学奖。

重点知识回顾

1. **萜的定义**　萜类化合物是所有异戊二烯结构单元的聚合物及其衍生物的总称。
2. **萜的分类**　根据萜类化合物分子中所含的异戊二烯单元数目进行分类。

第二节　挥发油

PPT

一、概述

挥发油在植物界中分布广泛，主要存在于种子植物中，尤其是芳香植物中。我国栽培和野生的芳香植物约有 56 科，136 属，近 300 种，能供药用的有芸香科、菊科、伞形科、木兰科、姜科、樟科、唇形科、禾本科、马鞭草科、马兜铃科等。

挥发油存在于植物的腺毛、油管、油室、分泌细胞或树脂道中，多数呈油滴状存在，也有些与黏液质、树脂共存，还有少数以苷的形式存在。

挥发油在植物中的含量一般在 1% 以下，但也有少数达 10% 以上。在植物中的存在部位不同，含量也不同，有的全株植物中均含有，有的则在叶、花、果、根或根茎的某一器官中含量较高。另外，采集的季节不同，即使是同一药用部位，含量也不同。

挥发油具有多种临床用途，如用于祛风、止咳、平喘、祛痰、解热、镇痛、健胃、局麻、抗菌消炎、抗肿瘤等。挥发油不仅在医药上有重要的作用，在香料工业、食品工业及化学工业上也有广泛的应用。

二、含义与组成

挥发油又称为精油，是一类在常温下具有挥发性和芳香气味的油状液体的总称。

挥发油是一种混合物，化学组成比较复杂。一种挥发油常含有数十种甚至数百种化合物，例如，保加利亚玫瑰油中已检出含有 275 种化合物。即使在同一植物中，由于生长环境、采用部位、采收季节、加工方法等不同，挥发油中所含成分或所含成分的含量也会不一样。构成挥发油的成分按结构可大体分为四类，即萜类化合物、芳香族化合物、脂肪族化合物、含硫或氮的化合物，挥发油的化学组成见表 10 - 3。

表 10 – 3　挥发油的化学组成

化学组成	性质及比例	举例
（一）萜类化合物	萜类化合物是挥发油的主要组成部分，主要包含单萜、倍半萜及其含氧衍生物，其中含氧的萜类衍生物是挥发油生物活性和香气的主要成分	薄荷油中的薄荷醇
（二）芳香族化合物	芳香族化合物在挥发油中占有较大的比例，仅次于萜类化合物，大多数是苯丙素的衍生物	八角茴香油中的茴香醚
（三）脂肪族化合物	主要是一些小分子的脂肪族化合物，含量一般比萜类和芳香族化合物低	$H_3C-\overset{\overset{O}{\|}}{C}-(CH_2)_8CH_3$ 鱼腥草挥发油中的甲基正壬酮
（四）其他化合物	少数挥发油中含有硫、氮化合物	$H_2C=CH-CH_2-N=C=S$ 芥子油中的异硫氰酸丙烯酯

三、理化性质和检识

（一）理化性质

1. 性状　挥发油在常温常压下大多数为无色或微黄色的油状液体，个别呈棕色、黄棕色、蓝色、红色、绿色。有些挥发油在低温条件下，其含量较高的成分可以结晶析出，这种析出物习称为"脑"，如樟脑、薄荷脑等，滤除"脑"的挥发油称为"脱脑油"。

2. 气味　大多数的挥发油具有很强烈的香气和辛辣味，少数具有其他特殊的气味，如土荆芥油有臭气，鱼腥草油有腥气味。挥发油的气味有时可作为检识其品质优劣的依据之一。

3. 挥发性　挥发油在常温下容易挥发，此性质可用于区分挥发油和脂肪油；挥发油可随水蒸气蒸馏，可用于对挥发油的提取。

4. 溶解性　挥发油易溶于亲脂性有机溶剂，如苯、三氯甲烷、石油醚等，而难溶于水，在乙醇中的溶解度随乙醇浓度的增高而增大。

5. 物理常数　由于挥发油是混合物，且各组分的比例有波动，所以其物理常数呈现一定的范围，而不是某固定值，物理常数可作为鉴别挥发油的依据之一。

（1）相对密度　挥发油的相对密度在 0.85～1.065g/ml 之间。通常把相对密度小于 1 (g/ml)，比水轻的挥发油称为"轻油"，如橙皮油、薄荷油、八角茴香油；相对密度大于 1 (g/ml)，比水重的挥发油称为"重油"，如丁香油、当归油。大多数的挥发油属于轻油。

（2）比旋度 挥发油的比旋度在 +97° ~ -117° 范围。例如，薄荷油的比旋度为 -18° ~ -32°。

（3）折光率 挥发油的折光率在 1.43 ~ 1.61 之间。例如，八角茴香油的折光率为 1.533 ~ 1.560

（4）沸点 挥发油的沸点在 70 ~ 300℃。

6. 稳定性 挥发油对光、空气和热均比较敏感，容易导致变质，因此，挥发油应在密闭的棕色容器中低温保存。

（二）检识

1. 一般检识 通常将挥发油的石油醚溶液滴在滤纸上，若滤纸上的油斑能在空气中挥散，可能含有挥发油；若油斑不消失，则可能含油脂。

2. 物理常数检识 可根据各种挥发油具有的特征物理常数对其进行检识，如根据其相对密度、比旋度、折光率、沸点等。

3. 化学检识 挥发油中的成分较为复杂、多样，根据某种化学显色剂能与特定官能团反应的原理，运用点滴检识的方法（操作步骤详见实训四），能初步判断出该挥发油中所含官能团的种类，另外，这些试剂也可以作为薄层法检识挥发油的显色剂，如表 10 - 4 所示。

> **请你想一想**
>
> 1. 挥发油的化学组成成分包括哪些？
>
> 2. 请简单描述挥发油、脑、脱脑油三者之间的关系。
>
> 3. "轻油"和"重油"是如何划分的？
>
> 4. 为什么挥发油的沸点不是一个固定值，而是一个范围？

表 10 - 4 常用于判断挥发油中所含官能团的显色剂

显色剂	反应的官能团	现象
三氯化铁试液	酚羟基	绿色或蓝色
2，4 - 二硝基苯肼试液	醛、酮基	黄色
2% 的高锰酸钾水溶液	不饱和键	高锰酸钾的紫色褪去
氨性 $AgNO_3$ 试液	醛基	黑色的银单质
异羟肟酸铁试液	酯类、内酯	淡红色

4. 色谱检识 挥发油的色谱检识可用薄层色谱和气相色谱。运用薄层色谱检识时，常用的展开剂是石油醚 - 乙酸乙酯（85：15）、石油醚或正己烷，常用的显色剂是香草醛 - 浓硫酸（105℃加热）。由于挥发油的组分较多较杂，薄层层析展开后，结果大概如图 10 - 1 所示。

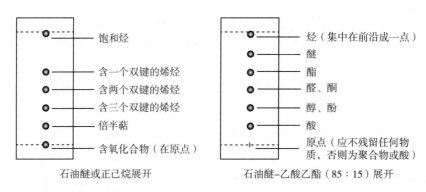

图 10-1 挥发油薄层色谱分离检识示意图

四、提取

（一）水蒸气蒸馏法

水蒸气蒸馏法是最常用的提取挥发油的方法。根据操作方式的不同，分为"共水蒸馏法"和"通入水蒸气蒸馏法"，本书只介绍"共水蒸馏法"。通入水蒸气蒸馏法装置图见本书第二章。

共水蒸馏法是将已粉碎的药材放进蒸馏器中，加水适量，加热煮沸，使挥发油与水蒸气一起蒸出，如图 10-2 和图 10-3 所示。此方法的优点是设备简单、容易操作、成本低、提油率高；缺点是原料易受强热而焦化，或某些成分发生变化，所得挥发油的芳香气味也可能会变味，影响挥发油的质量。

（二）溶剂提取法

药材用低沸点的有机溶剂（如石油醚、乙醚、三氯甲烷等）回流或冷浸，低温蒸去提取液中的溶剂即得挥发油。用溶剂提取法提取挥发油时，首选的提取溶剂是石油醚。

此方法的特点是原料中其他脂溶性成分（如油脂、树脂、蜡等）也被提取出来，且所得挥发油的黏度较大，但可用水蒸气蒸馏法将挥发油和其他油脂分离，得到较纯的挥发油。

（三）吸收法

此方法适用于提取名贵的挥发油，如茉莉花油、玫瑰花油。用特制的脂肪（无臭味的豚脂与牛脂的混合物）吸收花瓣中的挥发油，即为"香脂"，可直接用于香料工业。或加入无水乙醇搅拌溶解，过滤得到乙醇溶液后，蒸出乙醇，即得挥发油。

（四）冷压法

此方法适用于挥发油含量较高的新鲜药材，如柠檬皮、鲜桔皮等，用机械压榨法将挥发油挤压出来，静置分层或离心后分出油分，即得粗品。

请你想一想

1. 如何用简单的方法区分挥发油和油脂？

2. 对于受热容易被破坏的挥发油，能否用水蒸气蒸馏法提取？为什么？

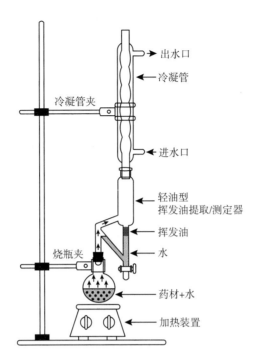

图 10 - 2　挥发油提取装置示意图（轻油型）

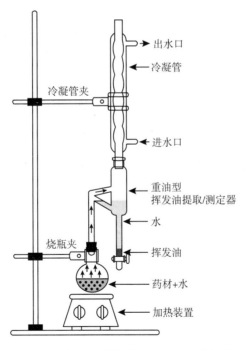

图 10 - 3　挥发油提取装置示意图（重油型）

由于此方法在常温下进行，故能保持原有挥发油的新鲜香味，但缺点是很难压榨完全，且用此法得到的挥发油通常含有水分、黏液质及植物组织等杂质。挥发油的提取方法及特点见图 10 - 4。

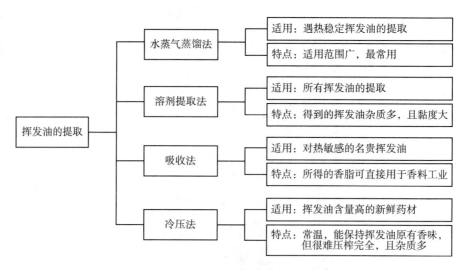

图 10 - 4　挥发油的提取方法及特点

五、分离

（一）冷冻结晶法

将挥发油置于0℃以下，某些成分可结晶析出，过滤后可将结晶与其他成分分离，但通常第一次结晶后，还不能将该成分完全分离出。例如，用此法第一次析出薄荷脑（薄荷醇）后的薄荷油中还含有50%的薄荷醇。此时，一般会进行第二次结晶，由于此时该成分的含量变低，第二次结晶时的温度需要比第一次的低（详见本章实例）。

（二）分馏法

利用挥发油中各组分的沸点不同进行分离。但须注意的是，由于挥发油的组成成分多对热和空气中的氧较敏感，所以分馏时宜在减压下进行。

六、应用实例——薄荷油的提取与分离

（一）背景知识

薄荷为唇形科植物薄荷的地上全草，具有清利头目、驱散风热、透疹的功效，用于风热感冒，以及瘟病初引起的发热、无汗、头身痛等症。薄荷中挥发油的含量为1%～3%，薄荷油的化学组成较为复杂，主要是单萜及其含氧衍生物。其中乙酰薄荷酯占1%～6%，薄荷酮约占10%，薄荷醇占77%～88%，另外，还含有柠檬烯、新薄荷酮、异薄荷酮、辣薄荷酮、番薄荷酮、樟烯、桉油精等。

薄荷醇　　　　　薄荷酮　　　　　乙酰薄荷酯

薄荷油为无色、黄绿色或淡黄色的油状液体，具有强烈的薄荷香气，味辛辣清凉，可溶于乙醇、三氯甲烷、乙醚等有机溶剂。沸点204～210℃。

（二）工艺流程

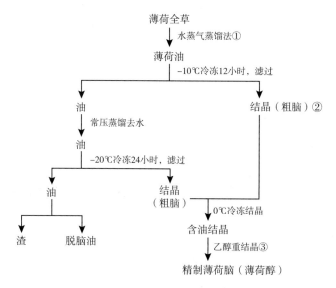

注：①薄荷油为挥发油，具有挥发性，能随水蒸气蒸馏；②使用冷冻结晶法，因为薄荷醇是薄荷油的主要成分，含量较多，低温下易于析出结晶（粗脑）；③利用重结晶的方法，将粗脑进一步纯化，使成精制薄荷脑（薄荷醇）。

重点知识回顾

1. **挥发油的定义** 即芳香气味、水蒸气蒸馏、油状液体。
2. **挥发油的组成** 萜类、芳香族类、脂肪族类及其他类化合物。
3. **挥发油的性质** 性状、气味、挥发性、溶解性、物理常数和稳定性。
4. **挥发油的提取方法** 水蒸气蒸馏法、溶剂提取法、吸收法和冷压法。

目标检测

一、选择题

（一）单项选择题

1. 下列化合物是萜类化合物，请判断该萜的类别是（ ）

A. 单萜　　　　　　　B. 倍半萜　　　　　　　C. 二萜

D. 三萜　　　　　　　E. 三倍半萜

2. 组成挥发油的主要成分是（　　　）

A. 芳香族化合物　　　B. 脂肪族化合物　　　　C. 二萜类

D. 二倍半萜类　　　　E. 单萜、倍半萜及其含氧衍生物

3. 区别挥发油和油脂，一般可采用的方法是（　　　）

A. 升华试验　　　　　B. 挥发性试验　　　　　C. 泡沫试验

D. 溶血试验　　　　　E. 沉淀反应

4. 挥发油薄层色谱展开后，一般首选的显色剂是（　　　）

A. 高锰酸钾　　　　　B. 三氯化铁　　　　　　C. 香草醛－浓硫酸试剂

D. 异羟肟酸铁试剂　　E. 2，4－二硝基苯肼试剂

5. 在挥发油的斑点上滴加高锰酸钾溶液，使高锰酸钾溶液的紫色褪去，表明该挥
发油含有（　　　）

A. 不饱和化合物　　　B. 饱和烃类化合物　　　C. 酯类化合物

D. 过氧化合物　　　　E. 含硫化合物

6. 在挥发油的斑点上滴加三氯化铁溶液，斑点变为绿色或蓝绿色，表明该挥发油
含有（　　　）

A. 不饱和化合物　　　B. 饱和烃类化合物　　　C. 酯类化合物

D. 酚羟基化合物　　　E. 芳伯胺类化合物

7. 用溶剂法提取挥发油时，首选的提取溶剂是（　　　）

A. 乙醇　　　　　　　B. 三氯甲烷　　　　　　C. 石油醚

D. 酸性水溶液　　　　E. 碱性水溶液

8. 分馏法分离挥发油是根据其（　　　）

A. 溶解度不同　　　　B. 酸碱性不同　　　　　C. 折光率不同

D. 熔点的不同　　　　E. 沸点不同

9. 下列关于挥发油的叙述，错误的是（　　　）

A. 挥发油是混合物

B. 在常温常压下是油状液体，具芳香气味

C. 根据溶解度不同，将挥发油分为"轻油"和"重油"

D. 挥发油一般为亲脂性，难溶于水

E. 具挥发性，可用水蒸气蒸馏法提取

（二）配伍选择题

[10～15 题共用备选答案]

A. 吸收法　　　　　　B. 冷压法　　　　　　　C. 水蒸气蒸馏法

D. 溶剂提取法　　　　E. 冷冻结晶法

10. 从植物中提取有效成分时，最常用的提取方法是（　　　）

11. 提取挥发油时，最常用的提取方法是（　　　）

12. 提取贵重的挥发油时，最常选用的提取方法是（　　　）

13. 能较好地保留挥发油香味的提取方法是（　　　）

14. 提取的挥发油黏度较大，且其他脂溶性成分也被同时提取出来的方法是（　　　）

15. 可以用于分离挥发油中某个成分的方法是（　　　）

（三）多项选择题

16. 下列化合物可以用水蒸气蒸馏法进行提取的是（　　　）

    A. 挥发油　　　　　　B. 挥发性生物碱　　　　　C. 小分子游离香豆素

    D. 香豆素苷　　　　　E. 黄酮类化合物

17. 影响挥发油稳定性的主要因素是（　　　）

    A. 光　　　　　　　　B. 空气　　　　　　　　　C. 压力

    D. 热　　　　　　　　E. 相对密度

18. 从药材中提取挥发油的方法有（　　　）

    A. 水提醇沉法　　　　B. 溶剂提取法　　　　　　C. 冷压法

    D. 水蒸气蒸馏法　　　E. 冷冻结晶法

二、思考题

    李女士最近睡眠不好，听说薰衣草有助睡眠，便买来一瓶薰衣草精油，把薰衣草精油的瓶盖打开后放置在房间内。刚开始，房间里充满淡淡的薰衣草香味，她的睡眠质量也得到了提高。可是过一段时间后，她发现房间里的薰衣草香味没有了，更别说帮助睡眠了。李女士很纳闷，一整瓶的薰衣草精油，为什么这么快就没有香味了呢？学完这一章，请你帮李女士分析一下到底是什么原因。今后我们在使用精油的时候，需要注意哪些问题？

（花闻钊）

书网融合……

ⓔ微课　　　　　划重点　　　　　自测题

第十一章 其他成分

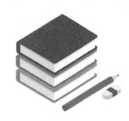

学习目标

知识要求

1. **掌握** 鞣质、蛋白质的除去方法。
2. **熟悉** 鞣质、氨基酸、蛋白质的定义、理化性质和检识方法。
3. **了解** 鞣质、氨基酸、蛋白质的分布、存在形式和生物活性。

能力要求

学会鞣质、蛋白质的检识以及除去的操作。

岗位情景模拟

情景描述 在平时生活中，苹果、柿子等水果削皮后放置在空气中会呈现棕褐色、褐色，茶水在杯子中久置会形成红棕色的茶锈。

讨论 1. 请问为什么会出现以上现象？

2. 鞣质具有哪些性质和结构特点？可用哪种方法除去？

第一节 鞣质

PPT

一、概述

鞣质又称鞣酸、单宁，是一类广泛存在于植物体内结构复杂的多元酚类化合物，味涩，具有收敛作用。鞣质最显著的特性是可与蛋白质结合形成不溶于水的沉淀，因其能与兽皮中的蛋白质相结合，形成致密、柔韧、难以透水、不易腐败和有良好透气性的皮革，因此称为鞣质。

鞣质广泛存在于植物界中，约70%以上的天然药物中含有鞣质类化合物，如地榆、虎杖、儿茶、诃子等，多存在于植物的皮、茎、叶、根和果实中。

二、结构与分类

根据鞣质的化学结构和性质一般将鞣质分为三大类：可水解鞣质和缩合鞣质，另外还有同时具有水解鞣质和缩合鞣质两种结构单元的鞣质分子，称为复合鞣质，见表11-1。

表 11 – 1　鞣质的结构类型及实例

结构类型	代表化合物	存在及生物活性
可水解鞣质	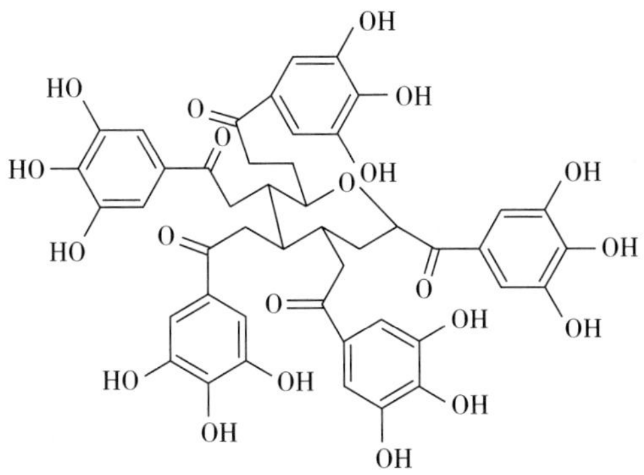 五倍子鞣质	来源于漆树科植物盐肤木、青麸杨或红麸杨叶上的虫瘿，具有抗菌止血、收敛止泻等作用，临床上常用其蛋白制剂治疗腹泻等
缩合鞣质	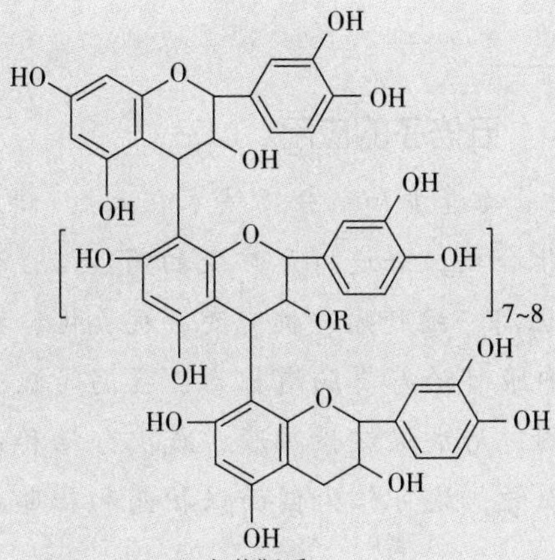 大黄鞣质	来源于廖科大黄属植物掌叶大黄、唐古特大黄或药用大黄，具有泻下、抗炎、抗菌抗病毒、降压降脂、抗肿瘤等作用
复合鞣质	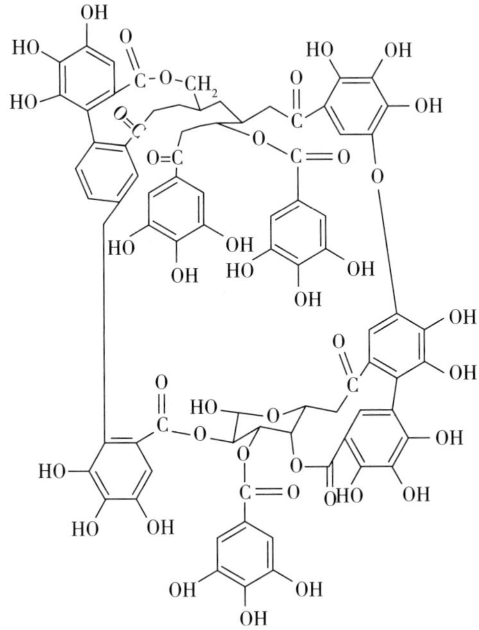 山茶素B	来源于山茶科植物红山茶的花茶，具有抗菌、收敛、抗肿瘤的作用

（一）可水解鞣质

可水解鞣质由于分子中具有酯键和苷键，在酸、碱、酶的作用下，可水解生成酚酸和多元醇或糖，从而失去鞣质的特性，如五倍子鞣质、金缕梅鞣质等。

（二）缩合鞣质

缩合鞣质结构复杂，不能被酸水解，经酸处理后容易氧化、脱水缩合成高分子不溶于水的暗棕色或红棕色产物，俗称为"鞣红"（亦称鞣酐），如大黄鞣质、儿茶素类等。

（三）复合鞣质

复合鞣质结构复杂，兼有可水解鞣质和缩合鞣质的特性，如山茶素 B、D，番石榴素 A、D 等。

你知道吗

五倍子的应用

近 20 年来，随着结构鉴定技术的进步和新分离技术在天然产物方面的广泛应用，研究人员分离出了大量的鞣质类化合物，并进行了广泛的药理活性研究，发现鞣质具有收敛、抗消炎、止血、驱虫、止泻、抗肿瘤、抗突变、抗氧化、抗病毒等多种生物活性。如诃子鞣质具有收敛性，内服可治疗胃肠道出血、腹泻等症；鞣质能沉淀蛋白质，外用可使组织表面蛋白质凝固，形成沉淀性痂膜，减少分泌和血浆损失，保护伤面，防止细菌感染，并能收缩微血管，故可作为创面保护药和局部止血剂，用于治疗烧伤、烫伤等。

三、理化性质和检识

（一）理化性质

1. 状态　鞣质多为黄棕色无定形粉末，少数为晶体，具有收敛性，易湿性。

2. 溶解度　鞣质分子含有较多的酚羟基，具有较强的极性，可溶于水、甲醇、乙醇、丙酮等亲水性有机溶剂中，也可溶于乙酸乙酯，难溶或不溶于乙醚、苯、三氯甲烷等亲脂性有机溶剂中。

3. 还原性　鞣质是多元酚类化合物，具有强还原性，易被氧化，鞣质被氧化后颜色加深，往往变为红棕色、暗棕色，甚至灰黑色。鞣质具有很强的抗氧化作用，可以消除各种氧自由基和活性氧，是一类具有实用价值的天然抗氧化剂和自由基清除剂。

4. 沉淀特性

（1）与蛋白质作用　鞣质可与蛋白质结合生成不溶于水的复合物沉淀，因而具有抗菌止血作用，临床应用中可制成鞣酸蛋白制剂，用于治疗肠炎及腹泻等。

（2）与生物碱作用　鞣质分子中因有较多的酚羟基，故其水溶液显酸性。鞣质的水溶液可与生物碱生成难溶或不溶的沉淀，故可用作生物碱沉淀试剂。

（3）与重金属盐作用 鞣质的水溶液能与生物碱、重金属盐产生沉淀反应，在临床上常被作为生物碱或重金属中毒的解毒剂。

5. 显色特性

（1）与三氯化铁作用 鞣质的水溶液可与三氯化铁作用生成蓝黑色或绿黑色溶液或沉淀，鞣质的这一特性可作为鞣质的检识反应及工业上蓝黑墨水的制造。

（2）与铁氰化钾氨溶液作用 鞣质与铁氰化钾氨溶液反应呈深红色，并很快变成棕色。

（二）检识

植物中可能同时存在可水解鞣质和缩合鞣质，也可能含有其他结构复杂的鞣质，运用化学检识的方法，可以初步区别可水解鞣质和缩合鞣质，如表 11-2。

表 11-2 常用于初步区别可水解鞣质和缩合鞣质的试剂

试剂	可水解鞣质	缩合鞣质
稀酸（共沸）	无沉淀	暗红色沉淀
溴水	无沉淀	黄色或橙红色沉淀
三氯化铁	蓝或蓝黑色（或沉淀）	绿或绿黑色（或沉淀）
石灰水	青灰色沉淀	棕或棕红色沉淀
醋酸铅	沉淀	沉淀（可溶于稀乙酸）

四、除去鞣质的方法 🅔 微课

1. 明胶沉淀法 鞣质与蛋白质能结合生成不溶于水的复合物沉淀，利用此性质，可达到除去鞣质的目的。在天然药物的水提取液中，加入过量的 4% 明胶溶液，使鞣质沉淀完全，滤除沉淀后将滤液浓缩，加入 3～5 倍量的乙醇，使过量的明胶生成沉淀除去。

2. 石灰沉淀法 鞣质与钙离子结合生成不溶性沉淀，可在天然药物的水提液中加入氢氧化钙，使鞣质沉淀析出；或提取前在天然药物原料中拌入石灰乳，使鞣质与钙离子结合生成不溶物，再用适宜的溶剂提取，鞣质留在药渣中从而与其他成分分离。

3. 铅盐沉淀法 在天然药物的水提取液中加入饱和的醋酸铅或碱式醋酸铅溶液，可使鞣质沉淀而被除去，然后按常规方法除去滤液中过剩的铅盐。

4. 热处理冷藏法 鞣质在水溶液中以胶体状态存在，高温可破坏胶体稳定性使之发生聚集，低温可析出沉淀。故先将药物提取液高温加热，再冷冻放置，滤除沉淀。中药注射剂常采用此法除去鞣质。

5. 聚酰胺吸附法 鞣质是多元酚类化合物，分子中含有多个酚羟基，可与聚酰胺发生氢键吸附而牢固结合在聚酰胺柱上。将中药的水提液通过聚酰胺柱，用 80% 乙醇进行洗脱，其他成分大部分可被洗脱下来，鞣质在此条件下难以洗脱从而达到去除目的。

6. 醇溶液调 pH 法　利用鞣质与碱生成的盐难溶于醇的性质，在乙醇溶液中用 40% 氢氧化钠或氨水调节到合适的 pH 至沉淀完全，滤过除去。

重点知识回顾

1. 鞣质是天然酚性化合物，分为可水解鞣质、缩合鞣质、复合鞣质三大类。

2. 鞣质的性质主要有可溶于水，具有还原性，能与蛋白质、生物碱及重金属盐产生沉淀等。

3. 鞣质在大多数药材中视为无效成分，可用热冷处理法、石灰法、明胶沉淀法、聚酰胺吸附法、醇溶液调 pH 法等除尽。

PPT

第二节　有机酸

有机酸是一类分子中含有羧基（氨基酸除外）的酸性有机化合物。有机酸广泛存在于植物界中，多分布在植物的叶和果实中，如乌梅、五味子、金银花等植物。常见的有柠檬酸、酒石酸、琥珀酸、苹果酸、草酸等。在植物中，有机酸常以与钾、钠、钙、镁等阳离子或生物碱结合成盐的形式存在，也有结合成酯、蜡、脂肪的形式，少数是酰胺的结合形式，以游离状态存在的不多。

有机酸有着多种生物活性。在已发现的抗菌消炎活性成分中，有机酸居首位。如茵陈、青蒿、沙棘、金银花等中药中的绿原酸具有抗菌、利胆、止血等作用；当归、川芎等天然药物中的阿魏酸具有抗菌消炎和抗氧化等多种生物活性；土槿皮中的土槿皮酸有较强的抗真菌作用；鸦胆子中的油酸具有抗癌作用；地龙的有效成分琥珀酸具有止咳平喘作用；丹参中的 D-(+)-β-(3,4-二羟基苯基) 乳酸具有扩张冠状动脉的作用；北升麻中的咖啡酸具有止血、镇咳和祛痰作用。其他有机酸如柠檬酸、苹果酸、酒石酸、琥珀酸等常存在于各种中药中，如五味子中含有苹果酸、柠檬酸、酒石酸等。

一、结构与分类

有机酸一般可分为芳香族有机酸与脂肪族有机酸，见表 11-2。

芳香族有机酸多是挥发油和树脂类的组成部分，常见的是桂皮酸的衍生物，如阿魏酸、咖啡酸；或是苯甲酸的衍生物，如没食子酸、丁香酸等。

脂肪族有机酸可根据共轭程度不同分为饱和脂肪酸和不饱和脂肪酸，还可以根据结构中羧基的多少分为一元酸、二元酸或多元酸等。天然药物中含有的脂肪族有机酸很多，如当归酸、琥珀酸、亚油酸等。

表 11 - 2 有机酸的结构类型与实例

结构类型	代表化合物	来源与生物活性
芳香族有机酸	阿魏酸	来源于伞形科植物新疆阿魏的树脂，具有抑制血小板聚集、镇痛的作用
	咖啡酸	来源于毛茛科植物升麻的根茎，具有止血、升高白细胞、升高血小板作用
脂肪族有机酸	当归酸	来源于伞形科植物毛当归的根，具有镇静的作用
	琥珀酸	来源于伞形科植物当归的根，具有抗菌、抗溃疡、抑制中枢的作用

二、理化性质

1. 性状 常温下，低级脂肪酸（含 8 个碳原子以下的脂肪酸）和不饱和脂肪酸（脂肪酸碳氢链上含有不饱和键）大多为液态，较高级的饱和脂肪酸（含 8 个碳原子以上的脂肪酸）、多元酸和芳香酸多为固体；某些低级脂肪酸和芳香酸具有挥发性，能随水蒸气蒸馏。

2. 溶解性 有机酸因含羧基均能溶于碱水。但有机酸的水溶性则因碳原子和极性基团的数目而存在差异，其规律见图 11 - 1。

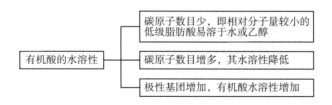

图 11 - 1 有机酸的水溶性规律

3. 酸性 有机酸含有羧基能与碱金属、碱土金属结合成盐。其一价金属盐易溶于水，如有机酸的钾盐、钠盐；二价、三价金属盐较难溶于水，如有机酸的铅盐、钙盐，此性质可用于有机酸的提取和分离。

4. 稳定性 脂肪酸在空气中久置，与空气中氧、水分或霉菌起作用发生自动氧化反应，进而降解为挥发性醛、酮、羧酸的混合物，会产生难闻的气味，这种现象称为酸败。因此，含有脂肪酸的天然药物应在密闭的容器中保存。

三、检识

1. pH 试纸　将有机酸的提取液滴在 pH 试纸上，显红色，pH <7。

2. 溴酚蓝试剂　将有机酸的提取液滴在滤纸上，喷洒 0.1% 溴酚蓝乙醇溶液，蓝色背景上显现黄色斑点。

> **请你想一想**
>
> 中药饮片当归长时间放置在空气中，容易产生难闻的气味，这是为什么呢？如何避免这种现象呢？

重点知识回顾

1. 有机酸是一类分子中含有羧基（氨基酸除外）的酸性有机化合物。
2. 有机酸一般可分为芳香族有机酸与脂肪族有机酸。
3. 有机酸的物理性质包括性状、溶解性、酸性和稳定性。
4. 有机酸含羧基，具有酸的通性，可用溴酚蓝试剂进行检识。

第三节　氨基酸、蛋白质和酶

PPT

一、氨基酸

氨基酸是同时含有氨基（—NH$_2$）或亚氨基（—NHR）和羧基（—COOH）的含氮化合物，是组成生物有机体蛋白质的基本单元。根据氨基酸在生物体内存在形式的不同，可将氨基酸分为两类，即必需氨基酸与天然氨基酸。

1. 必需氨基酸　参与构成蛋白质分子，均为 α - 氨基酸，是人体必不可少，而自身又不能合成的，可由蛋白质水解获得。这类氨基酸大部分应用于临床，例如精氨酸、谷氨酸用于治疗肝性脑病；组氨酸用于治疗胃、十二指肠溃疡和肝炎；赖氨酸能促进脂肪代谢，调节松果腺、乳腺、黄体及卵巢，防止细胞退化等。

2. 天然氨基酸　自然界存在的游离氨基酸，这些天然氨基酸往往具有一些特殊的生物活性，如南瓜子中的南瓜子氨酸具有抑制绦虫和血吸虫的作用，三七中的田七氨酸具有止血作用，中药使君子种仁中的使君子氨酸具有驱蛔虫作用。

南瓜子氨酸　　　　　田七氨酸　　　　　使君子氨酸

氨基酸大多为无色结晶，一般易溶于水，难溶于有机溶剂，氨基酸分子既含有碱性的氨基，又有酸性的羧基，所以氨基酸具有酸碱两性。若调节溶液的 pH 值达氨基酸的等电点时，氨基酸的溶解度最小，可沉淀析出，常利用此性质进行氨基酸的分离和精制。在弱酸性溶液中氨基酸与茚三酮加热生成蓝色或紫色的复合物，此反应可用于氨基酸检识。

二、蛋白质和酶

蛋白质是生物最基本的生命物质，由多种 α - 氨基酸通过肽键结合而成的一类高分子化合物，其分子常由数百个氨基酸分子片段组成。氨基酸是组成蛋白质的基本单位，若组成的氨基酸个数在 100 以上，称为蛋白质，低于 100 个氨基酸单位称为多肽。

大多数蛋白质溶于水，不溶于有机溶剂，少数蛋白质溶于稀乙醇，如中药制剂生产中常用水煮醇沉法即可将蛋白质沉淀除去。蛋白质溶液中加入氯化钠、硫酸铵等强电解质，可使蛋白质沉淀下来，称为盐析。盐析过程是可逆的，提取酶制剂时常用此法。蛋白质遇强酸、强碱、高温、重金属盐或有机溶剂（如乙醇、丙酮等）等可生成不可逆的沉淀，利用此性质可除去蛋白质杂质。

蛋白质是由 α - 氨基酸通过肽键结合而成的，分子中有游离的羧基和氨基，因此和氨基酸一样，能发生酸碱两性反应及与茚三酮的反应等。蛋白质还能与碱性硫酸铜试剂发生双缩脲反应，显紫红色，这个反应可用于蛋白质与氨基酸的鉴别。

酶是一类具有特殊催化能力的活性蛋白质，与蛋白质的性质相似，是生物体内生化反应的催化剂。酶具有高度的专一性，通常一种酶只能催化某一种特定的反应，如蛋白酶只能催化蛋白质水解成多肽，麦芽糖酶可水解 α - D - 葡萄糖苷键，但对 β - 葡萄糖苷键无效。

重点知识回顾

1. 氨基酸和蛋白质都具有酸碱两性，都可以发生酸碱两性反应。
2. 氨基酸可用茚三酮试剂检识。
3. 调节溶液的 pH 至氨基酸或蛋白质的等电点时，氨基酸或蛋白质的溶解度最小。
4. 蛋白质性质不稳定，易变性沉淀，失去生物活性。
5. 蛋白质可用双缩脲反应进行检识，用于蛋白质与氨基酸的鉴别。

目标检测

一、选择题

（一）单项选择题

1. 检识氨基酸最常用的试剂是（　　）
   A. 醋酸铅试剂　　　　B. 溴酚蓝试剂　　　　C. 茚三酮试剂
   D. 磷钼酸试剂　　　　E. 双缩脲试剂
2. 鞣质不溶于（　　）

A. 水   B. 乙醚   C. 丙酮

D. 乙醇   E. 乙醇和乙醚的混合溶剂

3. 鉴别鞣质的试剂为（　　）

A. 蛋白质   B. 丙酮   C. 乙醇

D. 乙酸乙酯   E. 乙醚

4. 使鞣质与蛋白质结合生成不溶于水的复合物的除鞣质方法是（　　）

A. 冷热处理法   B. 石灰法   C. 铅盐法

D. 明胶法   E. 溶剂法

5. 在提取有效成分时，常作为杂质除去的成分是（　　）

A. 黄酮类   B. 蒽醌类   C. 鞣质

D. 皂苷   E. 生物碱

6. 描写鞣质最准确的是（　　）

A. 多元酚类   B. 复杂的化合物   C. 具有涩味的化合物

D. 大分子化合物   E. 复杂的多元酚类

7. 削皮的苹果放置后颜色变深是由于其中的鞣质（　　）

A. 发生水解反应   B. 被氧化   C. 与蛋白质作用

D. 发生缩合反应   E. 被还原

8. 氨基酸中同时含有的两个基团是（　　）

A. 氨基和苯基   B. 氨基和羟基   C. 氨基和羧基

D. 羟基和羧基   E. 羧基和甲基

（二）配伍选择题

[9~11 题共用备选答案]

A. 聚酰胺法   B. 石灰法   C. 铅盐法

D. 明胶法   E. 溶剂法

9. 使鞣质与蛋白质结合生成不溶于水的复合物的除鞣质方法是（　　）

10. 使鞣质与钙离子结合生成水不溶物的除鞣质方法是（　　）

11. 利用鞣质与醋酸铅形成沉淀性质的除鞣质方法是（　　）

[12~14 题共用备选答案]

A. 没食子酸鞣质和逆没食子酸鞣质

B. 复杂的多元酚类化合物

C. 酚酸与糖或多元醇以苷键或酯键结合而成的化合物

D. 黄烷 - 3 - 醇的聚合物

E. 可水解鞣质和缩合鞣质

12. 鞣质（鞣酸或单宁）为一类（　　）

13. 缩合鞣质为（　　）

14. 可水解鞣质为（　　）

（三）多项选择题

15. 除去鞣质的方法有（　　　）
   A. 醇溶液调 pH 法　　　　B. 石灰沉淀法　　　　　C. 铅盐沉淀法
   D. 明胶沉淀法　　　　　　E. 聚酰胺吸附法

16. 有机酸的性质是（　　　）
   A. pH＜7　　　　　　　　B. 可与碱成盐　　　　　C. 均可溶于水
   D. 能被铅盐沉淀　　　　　E. 溶于碳酸钠溶液

17. 可水解鞣质能发生水解的原因是因为其分子中含有（　　　　）
   A. 酯键　　　　　　　　　B. 苷键　　　　　　　　C. 酚羟基
   D. 苯环　　　　　　　　　E. 羧基

二、思考题

刘先生患有病毒性心肌炎，肌内注射双黄连注射液时出现肌肉局部硬结和疼痛，请问出现这种现象的可能原因是什么？

（冯春驰）

书网融合……

微课　　　划重点　　　自测题

▶▶ 实训部分

📖 实训指导

一、实训目标

天然药物化学实训是天然药物化学课中重要的、必不可少的组成部分。学习的主要目的是通过实训检验学生在课堂上所学的理论知识，使学生对理论知识的理解更加深刻，掌握得更加牢固；通过实训着力培养学生的动手能力及观察、分析和解决问题的能力，使学生养成严谨的科学态度、良好的工作作风和团队协作精神。实训教学的重点是加强学生基本操作技能的训练，要求学生掌握以下技能。

1. 提取分离 掌握常用提取和分离方法的原理及操作技能，包括煎煮法、浸渍法、回流法、液－液萃取法、结晶法和盐析法等提取分离方法。熟悉纸色谱、薄层色谱的原理和基本操作方法。

2. 性质检识 掌握各类天然药物化学成分的一般定性反应；了解重要定性反应的基本原理及应用。

二、实训要求

1. 预习 每次实训前，要求预习本实训内容，了解实训的原理、操作程序和理论要点，切勿盲目进行实训。提前做好一切准备工作，携带必需资料和用品。

2. 着装 进实训室必须穿实训服，束发，不准穿拖鞋。

3. 纪律 在实训室要严格遵守实训纪律，不迟到、不早退，实训室内严禁饮食，严禁大声喧哗、嬉戏和打闹，不玩手机，不趴在台面睡觉，不阅读与本实训无关的书籍，不做与实训无关的事情。未经允许不得擅自离开实训室。

4. 检查 严格遵守实训室的领取、赔偿制度。爱护公物，节约水电，不浪费药品、试剂。实训前必须清点并检查仪器设备、溶剂和试剂，若有缺损应向教师报告补充。实训结束后也应清点所有仪器，若有破损应报告指导教师，做好登记，并按赔偿制度视具体情况赔偿。

5. 操作 实训必须在教师的指导下严格按照操作规程进行。做到操作规范，观察细致，积极思考，及时发现并纠正操作中的错误，如实完整地记录实训应记的项目，如原料用量、实训现象、反应结果、产品数量、熔点、沸点、产品纯度等，作为书写实训报告的依据。实训完毕后要认真分析总结，正确书写实训报告。

6. 保洁 实训过程中必须保持整个实训室的清洁，实训台要保持干净整洁。实训药渣及其他固体废物应投入垃圾桶，切勿投入下水道以免堵塞；有毒、易燃、易挥发的废弃液体应倒入指定带盖的废液瓶中，以免污染环境。

7. 整理 实训结束后应及时切断电源，洗涤干净所用过的仪器，并整理摆放整齐。将提取、分离和精制后所得到的实训产品做好标签放在指定位置。值日生应负责清洁整理公用台，打扫地面卫生，清除垃圾，关好水、电、门、窗，待教师检查合格后方可离开实训室。

三、安全规则

天然药物化学实训常常要用到易燃、有毒、强腐蚀性的有机溶剂，又经常需要用电炉加热，操作稍有不慎易引起中毒、触电、火灾甚至爆炸等事故，所以必须提高警惕，加强安全责任心，消除安全隐患，避免出现事故，特别要遵守以下安全规则。

1. 用电安全 使用电器时应注意防触电，防烫伤；用电完毕后应及时关闭电源，离开实训室前应关电源总闸，以免因电源短路等引起火灾。

2. 有机溶剂的使用安全 有机溶剂多易燃、有毒，有腐蚀性，使用前必须了解其性质，并在老师的指导下，严格按照操作规程进行，不可以擅自使用。起封易挥发有机溶剂瓶盖时，脸面要避开瓶口，慢慢开启，以防气体冲向脸部；嗅闻有毒的气体或有机溶剂应注意采用正确的方法；有机溶剂在存放时要远离火源，不能将盛有易燃性溶剂的器皿放入烘箱内烘；有机溶剂不能直火加热，蒸馏或回流时要放沸石 1～2 粒，防止爆沸冲击，若忘记加沸石而中途要添加时必须先暂停加热并稍冷后再补加；添加溶剂时应远离火源，稍冷后再添；做有毒害或有腐蚀性气体的实验应在通风橱内进行，必要时可戴好防护用具进行操作；实训室内应保持空气流通；减压系统应装有安全瓶。实训完毕后，不可将易挥发、易燃性有机溶剂倒入水槽中，应按老师要求处理，有机废液应倒入废液瓶内，可回收的有机溶剂应倒入回收瓶。

3. 强酸、强碱的使用安全 强酸、强碱一般有较强的腐蚀性，其配制和使用都要严格按照操作规程进行。取用时应使用吸球或滴管，取用后应及时洗手；向试管加液时要缓缓地沿壁加入，试管口不要对准别人或自己。有腐蚀性的废弃液体应倒入老师指定的污水缸中，统一适当处理，以免污染环境。

4. 玻璃仪器的使用安全 使用玻璃仪器时，动作要轻缓，玻璃仪器也不要碰到水龙头、水槽或铁架台等硬的东西，以免破裂。若将玻璃管插入胶塞中，可在塞孔涂些润滑剂如甘油，并用布包住玻璃管使其旋转而入，防止折断或割伤人。

5. 药品、试剂的保管制度 对有毒药品、试剂、溶剂等的保管，要严格履行《危险化学品安全管理条例》和《易制毒化学品管理条例》，严禁学生将实验室内的仪器、物品特别是将有毒、易燃、有腐蚀性的药品、试剂、溶剂随意携带至室外。

天然药物化学基础实训中，常用仪器的规格和用途各异，应根据实训要求选择合适的仪器，常用仪器的名称、图示及其主要用途见实训指导表 1-1。

实训指导表 1-1　实训常用仪器

名称与图示	主要用途	备注	名称与图示	主要用途	备注
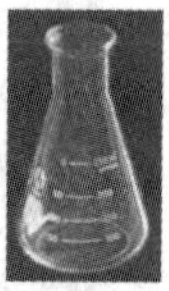 锥形瓶	用于贮存液体、混合溶液及少量液体的加热，也可以作为反应容器	直火加热时需垫石棉网	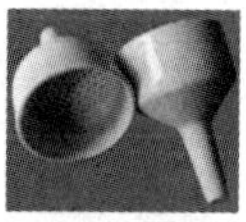 布氏漏斗	用于减压抽滤	减压抽滤时，与抽滤瓶联合使用
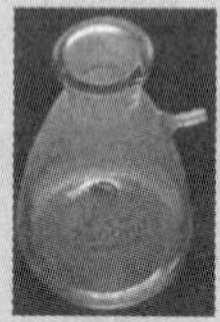 抽滤瓶	用于减压抽滤	减压抽滤时，与布氏漏斗联合使用，不能直火加热	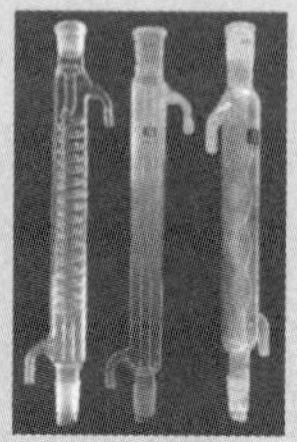 冷凝管	用于蒸馏、回流装置	普通蒸馏常用直型冷凝管，回流常用球型或蛇型冷凝管
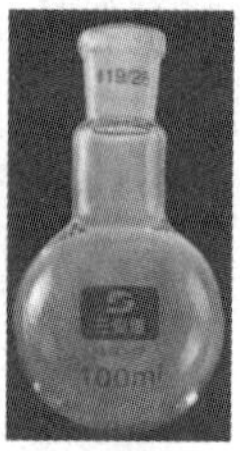 圆底烧瓶	在常温或加热条件下做反应容器，或用于蒸馏装置	圆底烧瓶一般用在较高温的反应；平底烧瓶一般用在室温下的反应	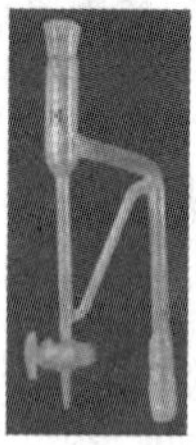 圆底烧瓶	用于挥发油的提取与分离	
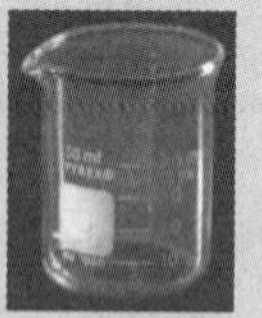 烧杯	用于溶解固体、配制溶液、加热或浓缩溶液	直火加热时需垫石棉网	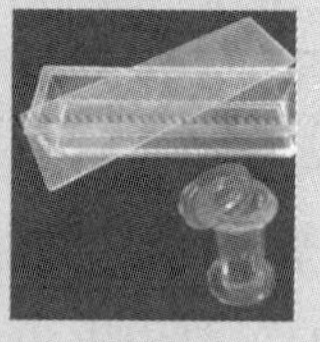 层析缸	用于薄层色谱或纸色谱的展开	为防止有机溶剂的挥发，使用过程中需盖上盖子
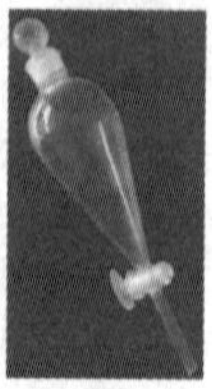 分液漏斗	用于成分的萃取分离		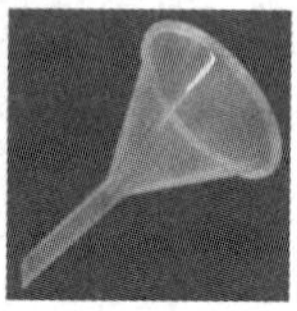 漏斗	用于常压过滤，或将液体倾入小口的容器	

名称与图示	主要用途	备注	名称与图示	主要用途	备注
 铁架台	用于固定仪器	常与铁夹或铁圈联合使用	 铁夹	用于固定仪器	常与铁架台联合使用

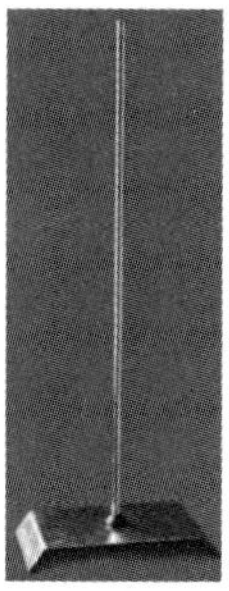

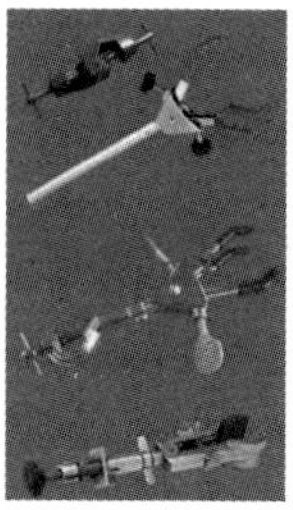

一、玻璃仪器的洗涤和干燥

天然药物化学实训中，经常需用到多种玻璃仪器，玻璃仪器内任何一点污物均可能会干扰提取、分离或检识的结果，因此，应在每次实训前检查所用仪器是否洁净，且在实训后及时将相关仪器清洁、干燥。

1. 玻璃仪器的洗涤　洗涤玻璃仪器的方法有很多，应根据污物的性质选用合适的方法，不能盲目使用各种化学试剂或有机溶剂来清洗仪器，这样不仅造成浪费，还可能会带来危险。下面介绍几种常用的洗涤方法。

（1）刷洗　这是化学实训室中最常用的洗涤方法，用毛刷蘸上肥皂或洗衣粉，刷洗润湿的器壁，直到玻璃表面的污物被除去为止，最后再用自来水清洗，刷洗过程中不可用力过猛，以防戳破仪器。此方法适用于可以用毛刷直接刷洗的仪器，如试管、烧杯、烧瓶、试剂瓶等非计量或非光学要求的玻璃仪器，但滴定管、移液管、量筒等计量玻璃仪器的洗涤，则不能用毛刷刷洗。

（2）用洗液洗　对于一些容积精确的仪器，不能用毛刷机械地刷洗，或有些污物附着在器壁上，用普通刷洗方法很难洗净，或在进行精确的定量实训时，对仪器的洁净程度要求很高等情况下，常使用适当的化学洗液进行清洗。常用的化学洗液有强氧化剂（如重铬酸钾和硫酸混合液）、强酸（如硝酸或硫酸）、强碱（如碳酸钠或碳酸氢钠）以及有机溶剂洗液（如乙醇或丙酮）等。

（3）超声波法　不适于刷洗的仪器，除了可选用洗液洗，还可以用超声波清洗的方法。该方法主要靠超声波的振动和能量除去污物，既省时又方便，只要把用过的仪器放入超声波清洗器，再加入少量的洗涤剂，接通电源，超声一段时间后，再用自来水清洗即可。

判断仪器是否洗净的标准是：仪器加水后倒置，水即顺着器壁流下，器壁上无水珠挂在上面，而只留下一层既薄又均匀的水膜，则表明仪器已洗净。

2. 玻璃仪器的干燥

（1）需急用的仪器　可放进烘箱内（一般控制温度在105℃左右）或气流烘干器上（一般控制温度在60~70℃）干燥。

（2）不需急用的仪器　可放在无尘处的仪器架上自然晾干。

（3）计量玻璃仪器　应自然晾干，不应烘烤。

二、样品的取用

从安全角度考虑，样品的取用过程应遵循三个原则：不能直接用手接触样品，不能用嘴尝，不能用鼻子凑到容器口闻样品味道。根据所取样品的不同，主要分为以下两种情况。

①固体样品的取用　粉末状固体样品的取用常用药匙或纸槽，块状固体样品的取用常用镊子。

②液体样品的取用

（1）大量液体的取用　常使用量筒或量杯，先用试剂瓶倾倒至接近所需刻度后，再改用胶头滴管逐滴滴加。读数时，视线应和凹液面最低处平行，倾倒液体时，试剂瓶的标签应对着掌心，试剂瓶盖应倒放在桌面上，以防污染，如实训指导图 1 - 1a 所示。

（2）少量液体的取用　在无严格体积要求的情况下可用胶头滴管取用，滴加液体时，滴管应竖直于容器口上方约 1cm 处，如实训指导图 1 - 1b 所示，不能伸入容器内，放置时不能平放或倒放，以防止液体倒流至橡胶帽内污染试液及腐蚀胶帽。对有精确度要求的少量液体的取用可用移液管。

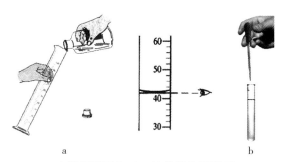

实训指导图 1 - 1　液体样品的取用

三、托盘天平的使用

称量前，先把游码移到标尺的零刻度处，并调节平衡螺母令天平平衡。称量时，将物体放在左边托盘上，右边托盘上加砝码，用镊子（不能直接用手）先加质量大的砝码，再加质量小的砝码，加减到标尺最大值（一般为 5 克）以下的质量时，移动游码使天平平衡，表示两边质量相等，砝码质量加上游码对应的刻度即为所称物体的质量。天平用完后，应将砝码放回砝码盒中，并将游码复原至零刻度。

天平应经常保持清洁，所称物体不能直接放在托盘上，而应放在洁净、干燥的硫酸纸、表面皿或烧杯中进行称量（实训指导图 1 - 2）。

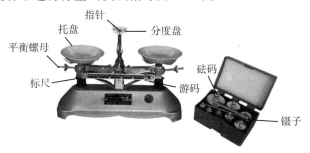

实训指导图 1 - 2　托盘天平

四、过滤

过滤是将固体和液体分离的操作，常用的过滤方法有常压过滤和减压过滤。

1. 常压过滤　常压过滤是最为常用的过滤方法，使用的器材有铁架台、铁圈、烧杯、玻璃棒、玻璃漏斗和滤纸，因此装置简单、操作简便，但缺点是过滤速度较慢。如实训指导图 1 - 3 所示，常压过滤的操作要领是：一贴、二低、三靠。

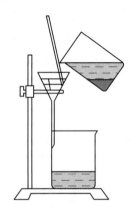

实训指导图 1 - 3　常压过滤装置

（1）一贴　滤纸要紧贴玻璃漏斗。将一张圆形的滤纸对折两次，使成 90°角，从开口处撑开，使成一边三层、另一边一层的圆锥形，放入漏斗中（若不能紧贴，可调整锥形的角度），加少量溶剂使其润湿贴壁。

（2）二低　滤纸的边缘须略低于漏斗口的边缘，倾倒待过滤溶液时，漏斗内的液面又要略低于滤纸边缘，以防止滤渣混入滤液中。

（3）三靠　倾倒待过滤溶液时，须用玻璃棒引流，溶液沿着玻璃棒流入漏斗，因此，玻璃棒末端靠在滤纸的三层位置；盛待过滤溶液的烧杯嘴和玻璃棒相靠；漏斗管口的长端与装滤液烧杯上端 1/3 处的内壁相靠，使过滤后的滤液沿漏斗颈和烧杯内壁流入烧杯中。

2. 减压过滤　减压过滤又称抽滤。使用的器材有抽滤瓶、布氏漏斗、滤纸、橡胶管和真空泵（为了防止真空泵中的水倒吸而污染滤液，还可以在抽滤瓶和真空泵之间增加一个安全瓶）。此方法过滤速度快，滤渣抽得较干，适合大量溶液与沉淀的分离，但不宜过滤胶体沉淀和颗粒太小的沉淀。

减压过滤（下面均称为"抽滤"）的操作步骤和要点如下。

（1）检查整套装置（实训指导图 1 - 4）的气密性是否良好。

（2）抽滤前，选取大小合适的滤纸平铺在布氏漏斗底部，以能遮住漏斗全部的小孔为宜，并加少量的溶剂润湿滤纸。

（3）令布氏漏斗尖端的斜面对着抽滤瓶的抽气口，以防止滤液被抽进真空泵中。

（4）打开真空泵，使滤纸紧贴漏斗底部，再将待过滤溶液倒入漏斗中，开始抽滤。

（5）抽滤结束后，先拔掉连接抽滤瓶或真空泵任意一端的橡胶管，再关掉真空泵。

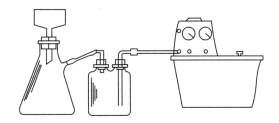

实训指导图 1 − 4　减压过滤装置

无论是常压过滤还是减压过滤，过滤完成后，为保证滤液和滤渣尽可能分离，均应用少量的溶剂洗涤滤渣，洗涤滤渣的溶剂用量为"少量多次"。

五、回流提取装置的安装和拆卸

回流提取装置应按照从下往上的顺序安装，并保证整个回流装置从正面和侧面观察都能端正垂直。现以水蒸气蒸馏法提取挥发油的装置为例，从下往上的安装顺序为：铁架台→加热装置→铁夹→圆底烧瓶→挥发油测定器→冷凝管→连接冷凝水（可参照本书第十章图 10 − 2）。

拆卸回流装置的顺序则刚好相反，待回流装置冷却至室温后，应按照从上往下的顺序拆卸。

实训一　色谱法操作练习

一、实训目的

1. 掌握吸附薄层色谱法和纸色谱法的原理及操作技术。

2. 熟悉吸附薄层色谱法和纸色谱法在药物质量控制中的应用。

3. 培养学生利用色谱法对天然药物化学成分进行分离、检识的动手操作能力。

二、实训用品

1. 药品、试剂　氧化铝（色谱用、中性、70～325目）、硅胶（G或H）、色谱滤纸、0.8%羧甲基纤维素钠水溶液、5%香草醛－浓硫酸试液、1%薄荷油乙醇溶液（样品）、1%薄荷醇乙醇溶液（对照品）、石油醚、乙酸乙酯、95%乙醇、板蓝根注射液（样品）、0.5%～1%脯氨酸水溶液（对照品）、正丁醇、醋酸、纯化水、0.5%茚三酮试液等。

2. 器材　玻璃推棒、层析槽、层析缸、毛细管、玻璃板、乳钵、玻棒、量筒或量杯、电热恒温干燥箱、显色喷雾瓶、天平、点滴板、250ml梨形分液漏斗、电炉、干燥器、水平台、尺子、铅笔等。

三、实训原理

1. 吸附原理　利用吸附剂对混合物中各成分吸附能力的差异，选择适宜的溶剂，对各成分进行解吸附，从而达到使各成分得以相互分离并进行检识的目的。

2. 分配原理　利用混合物中各成分在两相间的分配系数不同，从而达到使各成分得以相互分离并进行检识的目的。

四、操作步骤

（一）吸附薄层色谱法

操作步骤：制板→点样→展开→显色→测量及计算 R_f 值。

1. 制板

（1）软板的制备　取色谱用氧化铝适量，均匀铺撒在一块洁净的玻璃板（载板）上，两手指（拇指和食指）握住带套圈的玻璃推棒（表面平整光滑，粗细均一）两端，轻压在玻璃板上，将吸附剂自玻璃板的一端推布至另一端即可。推棒的厚度即为薄层板的厚度，一般为0.4～1mm。

（2）硬板的制备　称取2g色谱用硅胶（G或H）于乳钵中，按1∶3比例加入0.8%羧甲基纤维素钠水溶液或纯化水沿同一方向搅拌成糊状，除去表面气泡后，倾倒在玻璃板上，迅速用玻棒引流至整个玻面，然后用手左右晃动或上下振动，使吸附剂均匀地布满玻璃板，将薄层板置于水平台上室温晾干，于电热恒温干燥箱内100℃活化30分钟，冷后置于干燥器内备用。

2. 点样 取已活化的备用硅胶板，用铅笔尖距薄层板下端1~1.5cm处轻轻触及薄层划一直线，作为基线，并作2个等距离原点位置标记，用专用毛细管，小心将样品溶液点于薄层板基线上，原点的直径不得超过2~3mm。样品可重复点加数次，但每次点加前，应让溶剂挥去后再继续点样。若在同一薄层板上点多个样品，每个样品原点之间及样品原点与玻璃板边缘的距离不得少于0.8cm。

样品：1%薄荷油乙醇溶液。

对照品：1%薄荷醇乙醇溶液。

3. 展开 采用上行单向展开。取洁净展开槽一个，底部一端垫一块小木板。将展开剂石油醚–乙酸乙酯（7∶3）15~20ml按要求配好后倒入槽内，用一玻璃瓶盖放入槽内一端，然后把点好样的薄层板放入槽中，盖好槽盖饱和15~30分钟。将小木板移至另一端，展开剂与薄层板接触，其深度以距离原点约0.5cm为宜（切勿使展开剂浸泡样品原点），上行展开8~12cm，即可取出薄层板，用铅笔划出溶剂前沿。

4. 显色 待薄层板挥发干溶剂后，均匀喷洒5%香草醛–浓硫酸试液，于105℃加热显色，记录斑点的位置、形状、色泽。

5. 测量及计算 R_f 值 显色后，量出基线至展开剂前沿的距离以及基线至各个斑点中心的距离，并按下式计算比移值（R_f 值）。

$$R_f = \frac{\text{从基线至展开斑点中心的距离}}{\text{从基线至展开剂前沿的距离}}$$

（二）纸色谱法

操作步骤：滤纸的准备→点样→展开→显色→测量及计算 R_f 值。

1. 滤纸的准备 取色谱滤纸一张，要求其保持平、净、齐，具有一定的机械强度，按纤维长丝方向切成与所选用的展开缸大小相适宜（一般为6cm×25cm）的纸条。用铅笔轻轻划一基线（距底边2~2.5cm），并在基线上轻划两个"×"为待点样位置。

2. 点样 将样品溶解于适宜的溶剂中制成一定浓度的溶液，用毛细管将样品溶液点于基线上（可分次点加），原点直径为2~4mm，点间距离为1.5~2.0cm。

样品溶液：板蓝根注射液（市售或自制）（蒸干后用乙醇溶解再点样更好）。

对照品溶液：0.5%~1%脯氨酸的水溶液（蒸干后用乙醇溶解再点样更好）。

3. 展开 将一定量的展开剂正丁醇–醋酸–水（4∶1∶5，上层）倒入展开缸中，将点好样的滤纸悬挂在液面上（勿使滤纸条与展开剂接触），饱和10分钟左右，然后降下滤纸挂钩，让滤纸下端浸入展开剂1cm左右展开，待展开至滤纸条全长的10~15cm时，即可取出滤纸，用铅笔划出溶剂前沿。

4. 显色 待滤纸挥干溶剂后，均匀喷洒0.5%茚三酮试液，于105℃加热显色，记录斑点的位置、形状、色泽。

5. 测量及计算 R_f 值 显色后，量出基线至展开剂前沿的距离以及基线至各个斑点中心的距离，计算比移值。

（三）注意事项

1. 练习吸附薄层色谱法时应注意：在制板前，应将玻璃板清洗干净并干燥。待吸附剂与黏合剂按要求混合均匀后，应立即铺板；薄层板在使用前检查其均匀性，要求表面均匀、平整、光滑，无麻点、无气泡、无破损及污染；点样时，标记基线用铅笔轻轻触及而不应产生划痕将吸附剂割裂开，否则影响展开效果；避免点样量过多，以防拖尾；实践中的饱和时间和展开距离可根据具体情况自定；薄荷醇是薄荷油中的主要有效成分，所以实训中选用薄荷醇作为对照进行薄荷油的品质初步检识。

2. 练习纸色谱法时应注意：所用滤纸应质地均一，具有一定的机械强度，纸面应保持平整、洁净，不能折叠和污染；一般较薄的滤纸供定性时使用，较厚的滤纸供制备时使用；点样不宜太集中，若与对照品比较时，应保持一定距离；点样时，原点直径不可过大，否则斑点易于扩散，分离效果不理想；显色加热时，应控制温度或保持适当距离，以免滤纸焦化；纸色谱展开的器具除可用层析缸外，还可用纸色谱管和具盖的标本缸（瓶）。

3. 选择与对照品斑点距离相近的样品斑点计算 R_f 值，根据计算值间的比较进行判定。若样品中某一斑点的 R_f 值与对照的 R_f 值之差在 ± 0.05 之内，并且斑点颜色也相同，可认为二者为同一物质。

4. 本实训重点是色谱法的操作练习，但也让初学者了解吸附薄层色谱法和纸色谱法在产品检识及质量控制中的应用。

5. 实践中的饱和时间和展开距离有一定的要求，但在学生练习中可适当缩短时间，按实际情况自定。

6. 本操作法适用于大多数样品的检识及质量控制。

7. 本实训内容较多，可根据实际情况选做其中之一。

五、思考题

1. 吸附薄层色谱法的原理是什么？

2. 纸色谱法的原理是什么？

3. 吸附薄层色谱法与纸色谱法的操作步骤各有哪些？

4. 吸附薄层色谱法与纸色谱法操作过程中应注意哪些问题？

书网融合……

ⓔ实训一微课

实训二 黄柏中小檗碱的提取、精制与检识

一、实训目的

1. 掌握提取分离和精制小檗碱的原理；掌握小檗碱的提取、分离、精制和检识的基本操作技术。

2. 熟悉小檗碱的结构特点和性质。

3. 培养严谨求实的实训作风。

二、实训器材

1. **药品、试剂** 黄柏粗粉、饱和石灰水、纯化水、NaCl、HCl、0.1mol/L HCl、H_2SO_4、10% NaOH、95%乙醇、丙酮、三氯甲烷、甲醇、0.5%盐酸小檗碱乙醇溶液（对照品）、改良的碘化铋钾、漂白粉、碘化铋钾试剂、碘化汞钾试剂、5%没食子酸乙醇溶液。

2. **器材** 台称、锥形瓶、烧杯、试管、玻璃棒、蒸馏水瓶、胶头滴管、铁架台、铁圈、玻璃漏斗、棉花、抽滤装置、滤纸、蒸发皿、色谱槽、色谱板、尺子、铅笔、新型显色喷洒瓶（带球）。

三、实训原理

1. **药材来源及功效** 黄柏为芸香科植物黄皮树的干燥树皮，习称"川黄柏"，主产于四川、贵州、湖北等地。黄柏具有清热燥湿、泻火除蒸、解毒疗疮等功效。用于湿热泻痢、黄疸、湿疹、带下、热淋、脚气、疮疡肿毒等症。

2. **成分简介** 黄柏中主要含有小檗碱，其含量为 1.37% ~ 5.8%。《中国药典》（2020 年版）规定，黄柏按干燥品计算，含盐酸小檗碱不得少于 3.0%。药理实验研究表明，小檗碱具有良好的抗菌消炎作用，对痢疾杆菌、葡萄球菌等均具有明显的抑制作用，已被广泛应用于临床。小檗碱为季铵碱，pK_a 约为 11.50，呈强碱性。盐酸小檗碱为黄色针状结晶。游离小檗碱能缓缓溶于冷水（1∶20），易溶于热水、热乙醇和碱水，难溶于丙酮、三氯甲烷、苯等有机溶剂。小檗碱的盐酸盐微溶于冷水，易溶于沸水，而硫酸盐在水中的溶解度较大。

3. **提取、分离和精制的原理** 利用小檗碱在碱性条件下离子化程度最大，易溶于水，其盐酸盐几乎不溶于水的性质进行提取分离。由于黄柏中含有大量的黏液质，故采用饱和的石灰水提取，使黏液质形成难溶于水的钙盐沉淀而滤过除去，同时又使小檗碱游离而溶解提出。得到的小檗碱提取液经盐析得到盐酸小檗碱粗品。再利用其在冷、热水中溶解度的不同进行结晶和重结晶，得到精制的盐酸小檗碱。

四、操作步骤

1. **提取** 称取黄柏粗粉 50g，置于 1000ml 的锥形瓶内，加 10 倍量新配制的饱和石

灰水浸渍24小时，棉花过滤。药渣再用6倍量饱和石灰水浸渍24小时，棉花过滤。合并两次滤液于1000ml烧杯中。

2. 分离　向提取液中分次加入10%食盐（W/V），搅拌溶解，静置过夜，抽滤，所得沉淀于80℃干燥，称重，得盐酸小檗碱粗品。

3. 精制　将沉淀研细，置400ml烧杯中，加入50倍量纯化水，加热溶解，趁热抽滤，用少量热纯化水洗涤不溶物2~3次，抽干，滤液滴加盐酸调pH 2~3，静置，冷却，待沉淀完全析出后，抽滤。沉淀用纯化水洗至中性，抽干，于80℃以下干燥，称重，得精制的盐酸小檗碱。

4. 检识

（1）化学检识　取自制的盐酸小檗碱少许，加适量的纯化水，水浴加热溶解，制得盐酸小檗碱供试液。①生物碱沉淀反应：取适量供试液，分置于2支试管中，分别滴加碘化铋钾、碘化汞钾试剂2~3滴，观察现象。②丙酮试验法：取适量供试液，加入10%氢氧化钠2滴，加丙酮数滴，观察现象。③漂白粉试验法：取适量供试液，加入适量漂白粉（或通入氯气），观察溶液颜色变化。④没食子酸–浓硫酸试验法：取适量的供试液，加5%没食子酸乙醇溶液2~3滴，蒸干，趁热加硫酸数滴，观察颜色变化。

（2）色谱检识　盐酸小檗碱的纸色谱检识。色谱材料：中速色谱滤纸。样品：0.5%盐酸小檗碱乙醇溶液（自制）。对照品：0.5%盐酸小檗碱乙醇溶液（标准品）。展开剂为三氯甲烷：甲醇：0.1mol/L盐酸（1：1：1）。显色方法：自然光下观察斑点；改良的碘化铋钾试剂喷雾显色。

5. 注意事项

（1）实训药材尽量选用小檗碱含量高（1.37%~5.8%）的川黄柏，而不是含量低的关黄柏（0.60%~1.64%），实训前鉴别其真伪。

（2）加氯化钠的目的是将小檗碱转化成盐酸盐，并利用盐析的作用使盐酸小檗碱沉淀析出。加入氯化钠的量不宜超过10%，否则溶液的相对密度增大，使盐酸小檗碱呈悬浮状态，难以沉淀，造成过滤困难。

（3）安装抽滤装置时，要注意其气密性。

五、思考题

1. 石灰法提取小檗碱的原理是什么？提取小檗碱还可以用什么方法？

2. 加食盐的作用是什么？食盐是否加得越多越好？食盐加得过多对沉淀有何影响？

书网融合……

📱 实训二微课

实训三 槐米中芸香苷的提取、精制与检识

一、实训目的

1. 掌握煎煮法的操作要点，并能熟练使用结晶法对芸香苷进行精制。
2. 熟悉芸香苷的化学结构和性质，利用碱溶酸沉法从槐花米中提取芸香苷。
3. 学会芸香苷的化学检识和色谱检识方法。

二、实训器材

1. 药品、试剂 槐米、0.4% 硼砂水、纯化水、浓盐酸、95% 乙醇、石灰、镁粉、5% α – 萘酚、浓硫酸、1% 芸香苷乙醇液、1% 三氯化铝乙醇液、醋酸、正丁醇、氨水等。

2. 器材 锥形瓶、烧杯、试管、玻棒、胶头滴管、玻璃漏斗、洗瓶、铁架台、铁圈、脱脂棉、抽滤装置、pH 试纸、色谱滤纸（中速）、色谱展开器、电炉、台称、尺、铅笔等。

三、实训原理

1. 药材来源及功效 槐米是豆科植物槐树的干燥花蕾，有凉血、止血、泻火清肝等功效。干燥的槐米中芸香苷的含量最高可达 20% 左右，但槐米开花后，其芸香苷的含量会大幅下降，故实验中所取原料应选用米粒状的槐米，以提高提取物的收得率。

2. 成分简介 芸香苷又称芦丁，是槐米中止血的有效成分，有助保持和恢复毛细血管正常弹性，临床上主要用作毛细血管脆性引起的出血止血药以及高血压的辅助药。

芸香苷为黄色或微绿色针状结晶或粉末，熔点为 176 ~ 178℃，因结构中具有酚羟基，故呈酸性，可溶于碱水，在沸水中溶解度为 1 : 200，微溶于乙醇；丙酮和乙酸乙酯，几乎不溶于冷水、醚、苯和石油醚。

	冷	热
水	1 : 10000	1 : 200
乙醇	1 : 650	1 : 60

芸香苷

其结构为槲皮素和葡萄糖及鼠李糖形成的双糖苷，酸性条件下加热可水解出糖和苷元，结构中含有邻二酚羟基，空气中易被氧化，也可与 Ca^{2+}、Pb^{2+} 等金属离子形成沉淀。

3. 提取分离及精制原理 芸香苷结构中具有酚羟基，显酸性，易溶于碱性溶液中，酸化后又以游离形式析出沉淀。芸香苷在冷、热水中溶解度有较大差异，所以精制步骤可使用结晶法进行操作。

四、操作步骤

1. 提取 称量槐花米 30g，加入 0.4% 硼砂水 300ml，加热微沸 20～30 分钟，微沸过程中使用石灰乳调 pH，使其保持在 8～9，并随时补充减少的水分，用脱脂棉对提取液进行过滤，滤渣再加 200ml 硼砂水同法提取一次，合并两次滤液。

2. 分离 提取液放冷后，使用浓盐酸调 pH 2～3，放置过夜待结晶析出，抽滤，结晶使用纯化水洗涤 2～3 次，抽干，晾干得到粗制的芸香苷。

3. 精制 取粗制芸香苷约 2g，加纯化水约 400ml，加热至芸香苷完全溶解，趁热抽滤，溶液放冷后待沉淀完全析出，抽滤，干燥，制得精制芸香苷。

4. 检识

（1）化学检识 ①盐酸－镁粉反应：取芸香苷的饱和乙醇液 1～2ml，加入镁粉（或锌粉）少许，微热，滴加浓盐酸 1～3 滴，勿摇，静置显红色（必要时可再微热）。②Molish 试剂反应：取芸香苷少许置于试管中，加乙醇 2ml 溶解，滴加 5% α－萘酚 1～2 滴，摇匀，再沿着试管壁缓缓加入浓硫酸 30 滴（切忌振摇），两液层交界出现紫红色环。③三氯化铝反应：将芸香苷乙醇液点于滤纸片上，滴加 1% 三氯化铝乙醇液 1 滴（与芸香苷乙醇液部分交汇），交汇处应显鲜黄色。

（2）纸色谱检识 色谱材料：色谱滤纸（中速）。供试品：1% 芸香苷乙醇液（实训产品）。对照品：1% 芸香苷乙醇液（标准品）。展开剂：正丁醇－醋酸－水（4：1：5 上层）。显色方法：氨熏或喷洒 1% 三氯化铝试液，自然光或紫外光下观察斑点颜色、位置。

5. 注意事项

（1）芸香苷的提取方法除碱溶酸沉淀法外，还可以采用沸水提取法，此法的原理是利用芸香苷在沸水中的溶解度较大的性质；此外用 95% 乙醇回流提取，收得流浸膏后除去脂溶性杂质，使用纯化水洗涤，过滤干燥亦可得芸香苷。

（2）煎煮法提取能破坏药材里蛋白酶的活性，防止加热提取过程中出现芸香苷的水解。用硼砂水提取的目的：一是具有碱性，能有效地溶解芸香苷；二是可保护芸香苷分子中的邻二酚羟基加热下不被氧化；三是防止邻二酚羟基与石灰乳形成钙盐沉淀，影响收得率。

（3）槐米中含有大量果胶、黏液质等水溶性杂质，提取时用石灰乳调节 pH 为 8～9，可使溶液保持碱性，从而提高提取效率，又可使部分水溶性杂质形成钙盐沉淀除去。但注意加入石灰乳要适量，防止加热条件下碱性过高会使芸香苷的母核发生裂解。

（4）用浓盐酸调节 pH 为 2～3 时要准确，酸性太弱不能使芸香苷完全沉淀析出，太强会导致鉮盐的形成，影响收得率。

五、思考题

1. 简述结晶法的原理和一般操作步骤。
2. 试设计其他提取芸香苷的方法。

书网融合······

 实训三微课 1 实训三微课 2 实训三微课 3

 实训三微课 4 实训三微课 5 实训三微课 6

实训四　八角茴香油的提取与检识

一、实训目的

1. 掌握水蒸气蒸馏法提取八角茴香油的原理和操作方法。

2. 了解八角茴香油的化学组成。

3. 利用点滴法检识八角茴香油，并根据同样的实验方法，初步推断丁香油、薄荷油、松节油中可能含有的官能团。

二、实训器材

1. **药品、试剂**　八角茴香粗粉、蒸馏水、$FeCl_3$ 试液、2，4 - 二硝基苯肼试液、$KMnO_4$ 试液、氨性 $AgNO_3$ 试液。

2. **仪器**　轻油型挥发油提取装置、加热装置、滤纸、毛细管。

三、实训原理

1. **药材的来源及功效**　八角茴香是木兰科植物八角茴香干燥成熟的果实，具有温阳散寒、理气止痛的功效。

2. **成分简介**　八角茴香中含有约 5% 的挥发油，其主要成分包括茴香醚、茴香酸、茴香醛、甲基胡椒酚等，其中茴香醚占 80%～90%，是八角茴香油的主要组成部分。八角茴香油的相对密度为 0.978～0.988，不溶于水，为无色透明的油状液体。

茴香醚　　　甲基胡椒酚　　　茴香酸　　　茴香醛

3. **提取原理**　八角茴香油属于挥发油，具有挥发性，可随水蒸气蒸馏，可用水蒸气蒸馏法进行提取。

4. **点滴检识原理**　通过多种检识试剂，初步判断挥发油中含有的官能团种类。

（1）$FeCl_3$ 试液　$FeCl_3$ 能与酚羟基发生反应，产生绿色或蓝色现象。

（2）2，4 - 二硝基苯肼试液　该试液能与含有醛基或酮基的物质反应，产生土黄色的现象。

（3）$KMnO_4$ 试液　该试液能与含有还原性基团的物质反应（如双键、羟基、醛基），试液的颜色褪去。

（4）氨性 $AgNO_3$ 试液　该试液具有氧化性，能将醛基氧化成羧基，其本身被还原为黑色的银单质。

四、操作步骤

1. 提取 称取八角茴香粗粉 50g，将药粉倒入挥发油提取器的圆底烧瓶中，加入适量的蒸馏水，按照第十章图 10-2 所示，从下往上安装好挥发油提取装置，接通冷凝水，缓慢加热至沸腾，可见收集管上方逐渐出现一层乳白色或透明的油状液体，即八角茴香油，继续加热至收集的八角茴香油不再增加，停止加热，放冷，分取油层。

2. 点滴检识 取一张滤纸（d = 10cm），按照实训表 4-1 的方式，用铅笔在滤纸上画出表格，用毛细管将挥发油分别滴加到每排的小格子里，再用毛细管将相应的显色试剂滴加到挥发油的旁边，令试剂通过扩散后能与挥发油有一定的交叉面积，如实训图 4-1 所示，然后记录实验现象。

实训表 4-1 点滴检识实验项目

挥发油 \ 试剂 （官能团）	酚羟基 FeCl₃	醛、酮基 2，4-二硝基苯肼	不饱和键 KMnO₄	醛基 氨性 AgNO₃
八角茴香油				
丁香油				
薄荷油				
松节油				

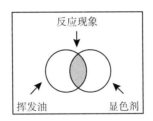

实训图 4-1 点滴检识实验现象示意图

3. 注意事项

（1）在提取八角茴香油过程中，收集管上方收集到的油可能会呈乳白色，原因是八角茴香油在加热的状态下水溶性增大，掺有较多水分的八角茴香油处于浑浊状态，呈乳白色，因此在停止加热后，不应马上收集油层，应冷却一段时间，待油水完全分层后再收集。另外，冷却后再收集挥发油还有一个好处，可以避免在热状态下收集挥发油导致的损失。

（2）加热提取过程中温度过高时可以把电炉先关闭，待溶液不再剧烈沸腾时再打开；蒸馏瓶中水分减少时，可以从冷凝管上端口补充水分。

（3）提取完毕后，拆卸装置要从上到下，先拆除冷凝管，再拆除测定器。

（4）在点滴检识过程中，由于挥发油易挥发逸失，在滴加挥发油后，应及时滴加显色剂，然后及时记录现象。

（5）点滴检识时用的毛细管一支只能用于吸取一种试剂，不能交叉使用，避免试剂污染。

（6）氨性 $AgNO_3$ 与挥发油的反应较慢，大约在 10 秒后才出现现象。

五、思考题

1. 用水蒸气蒸馏法提取八角茴香油，实验结束后，能否马上收集挥发油？请简述原因。

2. 挥发油提取装置的安装和拆卸应分别遵循什么原则？

书网融合……

🅔实训四微课

📘 实训五 综合技能操作考核

一、考核目的

1. 检验考生对常用仪器的安装、使用方法及操作技术的掌握情况。

2. 检查学生掌握结晶法、减压过滤法、色谱法等操作技能的熟练程度。

3. 检查学生对主要类型天然药物化学成分定性检识方法的掌握情况。

4. 通过实训考核促进学生日常实训操作规范，强化基本操作技能。

二、考核要求

1. 考核内容从平时的实训项目中抽取，以其中的八项基本技能作为考核样题。

2. 考核分批进行，每批考核时间为 30 分钟。每批学生数根据实际班级人数决定。

3. 考核项目分"固定项 + 抽签项"两部分。固定项为化学检识法，抽签项是从另外七个样题中抽一个样题。

4. 考核样题的操作时间及难度基本相同。

5. 考核形式为个人独立操作。

三、考核内容

样题 1　吸附薄层色谱板的制备

1. 仪器与试剂　架盘天平、衬垫物、药匙、擦纸若干、硅胶 G、100ml 小烧杯、20ml 量筒、0.8% 羧甲基纤维素钠胶浆、色谱用玻璃板（已洗净晾干）、洗瓶、废物缸等。

2. 考核步骤及评分标准

序号	考核内容	配分	评分项目	总扣分值	实扣分值	得分	备注
1	仪容	5	穿着不规范、不整洁、手部不卫生	5			
2	洗涤	5	烧杯、量筒未清洗干净	5			
3	称量	20	没有调零或调零操作不正确	2			
			用前没有用滤纸擦药匙	2			
			左物右码操作不正确	2			
			加码顺序不正确	2			
			加样操作不正确或样品撒落	2			
			读数不正确	2			
			称取的重量不正确	4			
			没有回码	2			
			用后没有擦称量盘和药匙，称量盘不叠放	2			

续表

序号	考核内容	配分	评分项目	总扣分值	实扣分值	得分	备注
4	量取溶液	10	倒液操作不正确	2			
			量筒操作不正确	2			
			量筒读数不准确	4			
			滴管操作不正确	2			
5	混合	10	混合硅胶 G 与胶浆不均匀	10			
6	制备薄层板	35	铺板操作不正确或铺板不均匀	10			
			铺板速度太慢	10			
			铺板时硅胶溢出玻璃板	10			
			使薄层板缺损	5			
7	清洁整理	10	未清洁整理	5			
			损坏仪器	5			
8	其他	5		5			
	合计	100					

样题 2　薄层色谱的操作

1. 仪器及试剂　色谱缸、薄层板、铅笔、尺、毛细管、20ml 量筒、点样试剂、展开剂、显色剂、洗涤剂、废物缸等。

2. 考核步骤及评分标准

序号	考核内容	配分	评分项目	总扣分值	实扣分值	得分	备注
1	仪容	5	穿着不规范、不整洁、手部不卫生	5			
2	准备	5	未刮去薄层色谱板边缘的吸附剂	5			
3	点样	25	画起始线不正确	5			
			毛细管不平整	5			
			点样操作不正确	10			
			点样量不适宜	5			
4	展开	25	展开剂的用量不适宜	5			
			薄层色谱板放入色谱缸方法不正确	5			
			薄层色谱的展开距离不适宜	5			
			没有及时取出薄层色谱板	5			
			未及时画前沿线	5			
5	显色	5	显色方法不正确	5			
6	测量计算	20	测量方法不正确	5			
			列写 R_f 值公式不正确	10			
			计算结果不正确	5			

续表

序号	考核内容	配分	评分项目	总扣分值	实扣分值	得分	备注
7	清洁整理	10	未清洁整理	5			
			损坏仪器	5			
8	其他	5		5			
	合计	100					

样题 3　萃取的操作

1. 仪器及试剂　125ml 分液漏斗、100ml 小烧杯、20ml 量筒、碘水溶液、石油醚试液、洗瓶、洗涤剂、铁架台、铁圈、废物缸等。

2. 考核步骤及评分标准

序号	考核内容	分值	评分项目	总扣分值	实扣分值	得分	备注
1	仪容	5	不整洁、不规范穿着、手部不卫生	5			
2	洗涤	5	没使用洗涤剂、洗涤不干净	5			
3	安装	10	安装仪器不正确	5			
			铁圈高度不正确	5			
4	试漏	10	分液漏斗没有试漏	5			
			试漏操作不正确	5			
5	取液	5	量筒操作不正确	5			
6	旋摇排气	25	手握分液漏斗不正确	5			
			旋摇操作不正确	5			
			没有排气	5			
			排气时分液漏斗下出口没向上倾斜	5			
			排气时排气口错误对准人	5			
7	分液	25	静置时间不足或没有静置	5			
			分液漏斗颈斜口没有靠烧杯内壁	5			
			放液时没有打开分液漏斗上口塞	5			
			分液程度不够彻底	5			
			上层溶液从下口放出	5			
8	清洁整理	10	没有整理清洁	5			
			仪器损坏	5			
9	其他	5		5			
	合计	100					

样题 4　常压过滤的操作

1. 仪器及试剂　100ml 小烧杯、20ml 量杯、漏斗、滤纸、剪刀、玻璃棒、洗瓶、待溶解食盐、洗涤剂、铁架台、铁圈、废物缸等。

2. 考核步骤及评分标准

序号	考核内容	配分	评分项目	总扣分值	实扣分值	得分	备注
1	仪容	5	穿着不整洁、不规范、手部不卫生	5			
2	洗涤	10	没用洗涤剂	5			
			洗涤不干净	5			
3	安装仪器	15	安装过滤装置不正确	5			
			铁圈高度不正确	5			
			滤纸准备及放置不正确	5			
4	溶解	15	撒落食盐	5			
			量筒操作不正确	5			
			没有完全溶解食盐	5			
5	过滤	35	没使用玻璃棒引流	5			
			玻璃棒下端靠滤纸的位置不正确	5			
			烧杯嘴没有靠玻璃棒	5			
			引流完成后，烧杯嘴没有沿玻璃棒上提	5			
			溅出粗盐液	5			
			液面超过滤纸边缘	5			
			漏斗颈尖端没有紧靠接液的烧杯内壁	5			
6	清洁整理	15	不回收食盐液	5			
			没有整理清洁	5			
			仪器损坏	5			
7	其他	5		5			
	合计	100					

样题 5　减压过滤的操作

1. 仪器及试剂　待溶解样品、100ml 小烧杯、20ml 量杯、玻璃棒、洗瓶、抽滤装置一套、滤纸、剪刀、洗涤剂、废物缸等。

2. 考核步骤及评分标准

序号	考核内容	配分	评分项目	总扣分值	实扣分值	得分	备注
1	仪容	5	穿着不整洁、不规范、手部不卫生	5			
2	洗涤	5	没用洗涤剂、洗涤不干净	5			
3	安装仪器	15	安装抽滤装置不正确	5			
			没有进行漏气或气密性检查	5			
			放置滤纸不正确	5			

续表

序号	考核内容	配分	评分项目	总扣分值	实扣分值	得分	备注
4	溶解	15	撒落样品	5			
			量筒操作正确	5			
			没有完全溶解样品	5			
5	抽滤	40	没使用玻璃棒引流	5			
			烧杯嘴没有靠玻璃棒	5			
			引流完成后，烧杯嘴没有沿玻璃棒上提	5			
			溅出样品溶液	5			
			一次性使用太多样品液	5			
			液面超过布氏漏斗	5			
			过滤完没有洗涤不溶物	5			
			没有少量多次地洗涤	5			
6	清洁整理	15	没有回收食盐液	5			
			没有整理清洁	5			
			仪器损坏	5			
7	其他	5		5			
	合计	100					

样题 6　结晶的操作

1. 仪器及试剂　抽滤装置一套、电炉、500ml 烧杯、玻璃棒、洗瓶、滤纸、剪刀、废物缸、回收瓶、待溶解样品等（本实验所用仪器已洁净）。

2. 考核步骤及评分标准

序号	考核内容	配分	评分项目	总扣分值	实扣分值	得分	备注
1	仪容	5	穿着不规范、不整洁、手部不卫生	5			
2	安装仪器	15	抽滤装置安装不正确	5			
			未进行气密性检查	5			
			滤纸放置不正确	5			
3	溶解	15	量取液体的操作不正确	5			
			加热溶解操作不正确	5			
			样品未完全溶解	5			
4	抽滤	45	没有趁热抽滤	5			
			没有用热溶剂润湿滤纸	5			
			没有用玻璃棒引流	5			
			引流完烧杯嘴没有沿玻璃棒上提	5			
			样品液溅出	5			

续表

序号	考核内容	配分	评分项目	总扣分值	实扣分值	得分	备注
4	抽滤	45	一次性倒样品液过多	5			
			过滤完没有用热溶剂洗涤滤渣	5			
			没有少量多次洗涤滤渣	5			
			停止抽滤的操作不正确，有倒吸现象	5			
5	清洁整理	15	没有回收待结晶溶液	5			
			没有清洁整理	5			
			损坏仪器	5			
6	其他	5		5			
	合计	100					

样题 7　挥发油提取装置的安装及使用

1. 仪器及试剂　铁架台、铁夹、电炉、挥发油提取装置一套、挥发油接收瓶、100ml小烧杯、洗瓶、凡士林、废物缸、回收瓶、药材粗粉等（本实验所用仪器已洁净）。

2. 考核步骤及评分标准

序号	考核内容	配分	评分项目	总扣分值	实扣分值	得分	备注
1	仪容	5	穿着不规范、不整洁、手部不卫生	5			
2	检漏	10	没有检漏挥发油接收器	5			
			没有检查挥发油接收器活塞的灵活性	5			
3	加样	10	药材粗粉倒入圆底烧瓶时有撒落	5			
			没有在圆底烧瓶中加入适量的纯化水	5			
4	安装仪器	20	仪器安装顺序不正确	5			
			铁夹的选用不正确	5			
			铁夹的操作不正确	5			
			仪器没有夹稳	5			
5	水蒸气蒸馏	30	挥发油提取器中没有加纯化水	5			
			挥发油提取器中加入的纯化水量不合适	5			
			冷凝管进出水的方向不正确	5			
			冷凝水没有提前打开或流量控制不正确	5			
			没有正确使用电炉（教师应立即指出）	5			
			没有先停止加热后停水	5			
6	接收	5	接收挥发油的操作不正确	5			
7	拆卸	5	装置的拆卸顺序不正确	5			
8	清洁整理	10	没有清洁整理	5			
			损坏仪器	5			
9	其他	5		5			
	合计	100					

样题 8 化学检识操作（试管检识及滤纸检识）

1. 仪器及试剂 500ml 烧杯、玻璃棒、试管、胶头滴管、定性滤纸、毛细管、电炉、水浴锅、洗瓶、洗涤剂、废物缸、回收瓶、各种样品及试剂等。

2. 考核步骤

序号	考核内容	配分	评分项目	总扣分值	实扣分值	得分	备注
1	仪容	5	穿着不规范、不整洁、手部不卫生	5			
2	洗涤	10	没有使用洗涤剂	5			
			洗涤不干净	5			
3	选用试剂	10	检识仪器选择不正确	5			
			检识试剂选择不正确	5			
4	制备供试液	15	没有正确选用水浴溶解	5			
			没有正确使用电炉（教师应立即指出）	5			
			供试品溶解操作不正确	5			
5	检识	35	供试液的用量不适宜	5			
			胶头滴管的操作不正确	5			
			试剂的用量不适宜	5			
			需摇匀时没有摇匀	5			
			检识条件不适宜	5			
			试管检识操作不规范	5			
			滤纸上的点滴操作不规范	5			
6	观察记录	10	未及时记录现象	5			
			现象的描述不正确	5			
7	清洁整理	10	没有清洁整理	5			
			损坏仪器	5			
8	其他	5		5			
	合计	100					

四、考核评价

1. 所有样题采用百分制，考官对考生的实际操作及各步骤完成情况进行评分；八组样题中，检识题为固定必选题，其成绩占 30%；其余七项为抽签操作题，其成绩占 70%（技能操作成绩 = 检识题成绩 + 抽签操作题成绩）。

2. 平时实训成绩与技能操作考核成绩，作为本学科的实训操作考核成绩，与理论考核成绩按相关比例要求，计算入本学科的总评成绩。

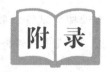

一、天然药物化学成分常用检识试剂的配制及使用方法

成分类型	检识试剂	配制方法	使用方法
1. 生物碱类	碘－碘化钾试液	取碘 0.5g 与碘化钾 1.5g，加水 25ml 使溶解	用时滴加
	碘化铋钾试液	取碱式硝酸铋 0.85g，加冰醋酸 10ml 与水 40ml 溶解后，加碘化钾溶液（4→10）20ml，摇匀	用时滴加
	改良碘化铋钾试液	取碘化铋钾试液 1ml，加 0.6mol/L 盐酸溶液 2ml，加水至 10ml	用时滴加
	碘化汞钾试液	取二氯化汞 1.36g，加水 60ml 使溶解，另取碘化钾 5g，加水 10ml 使溶解，将两液混合，加水稀释至 100ml	用时滴加
	硅钨酸试液	取硅钨酸 10g，加水使溶解成 100ml	用时滴加
	苦味酸试液	1% 苦味酸水溶液	用时滴加
2. 糖类	α－萘酚试液（Molisch）	甲：10% α－萘酚乙醇液 乙：浓硫酸	用时先加甲液，再沿试管壁缓缓加入浓硫酸。
	碱性酒石酸铜试液（斐林试液）	甲：取硫酸铜结晶 6.93g，加水使溶解成 100ml 乙：取酒石酸钾钠结晶 34.61g，氢氧化钠 10g，加水使溶解 100ml	用时临时配制，并将两液等量混合
	氨性硝酸银试液（托伦试液）	取硝酸银 1g，加水 20ml 溶解后，滴加氨试液，随加随搅拌，至初起的沉淀将近全溶，滤过（本液应置棕色瓶中）	使用前临时配制，滴加
	α－去氧糖试液（Keller－Kiliani 试剂）	甲：1% 三氯化铁 0.5ml 加醋酸至 100ml 乙：浓硫酸	用时分别加入两液
3. 黄酮类	盐酸－镁粉试液	甲：浓盐酸；乙：镁粉（锌粉）	用时先加入少量镁粉，再加入浓盐酸。
	四氢硼钠（钾）试液	甲：2% 四氢硼钠甲醇液 乙：浓盐酸	用时分别加入
	三氯化铝试液	取三氯化铝 1g，加乙醇使溶解成 100ml	用时滴加
	锆－枸橼酸试液	甲：5% 二氯氧锆甲醇液 乙：2% 枸橼酸甲醇液	用时先后加入甲乙两液
	碱式醋酸铅试液	取一氧化铅 14g，加水 10ml，研磨成糊状，用水 10ml 洗入玻璃瓶中，加含醋酸铅 22g 的水溶液 70ml，用力振摇 5 分钟后，时时振摇，放置 7 天，滤过，加新沸过的冷水使成 100ml	用时滴加

续表

成分类型	检识试剂	配制方法	使用方法
	醋酸镁试液	5%醋酸镁甲醇液	用时滴加
4. 蒽醌类	氢氧化钾试液	取氢氧化钾6.5g，加水使溶解成100ml	用时滴加
	醋酸镁试液	5%醋酸镁甲醇液	用时滴加
	对亚硝基二甲苯胺试液	1%对亚硝基二甲苯胺吡啶溶液	用时滴加
5. 内酯、香豆素类	异羟肟酸铁试液	甲：新鲜配制的1mol/L羟胺盐酸盐的甲醇溶液 乙：1.1mol/L氢氧化钾甲醇溶液 丙：取1g三氯化铁溶于100ml1%盐酸中	用时按甲、乙、丙顺序滴加，或甲、乙两液等量混合滴加后再加丙液
	重氮化试液	甲：对硝基苯胺0.35g，溶于5ml浓盐酸中，加水至50ml 乙：亚硝酸钠5g，加水至50ml	临用时配制。应用时取甲、乙液等量在冰水浴中混合后使用
	4-氨基安替比林-铁氰化钾试液	甲：2%4-氨基安替比林乙醇液 乙：8%铁氰化钾水溶液	用时分别加入两液
	内酯环的开环和闭环试液	甲：1%氢氧化钠溶液 乙：2%盐酸溶液	用时分别加入两液
6. 强心苷类	碱性3,5-二硝基苯甲酸（Kedde）试液	甲：2% 3,5-二硝基苯甲酸甲醇液 乙：1mol/L氢氧化钾溶液	应用前甲、乙两液等量混合
	间二硝基苯（Raymond）试液	取间二硝基苯2g，加乙醇使溶解成100ml	用时滴加
	碱性苦味酸（Baljet）试液	甲：1%苦味酸水液 乙：10%氢氧化钠溶液	使用前取甲液9ml与乙液1ml混合
	亚硝酰铁氰化钠-氢氧化钠（Legal）试液	甲：0.5%亚硝酰铁氰化钠溶液 乙：10%氢氧化钠溶液	用时样品蒸干，溶于吡啶，先加甲液，再加乙液
7. 皂苷类	红细胞混悬液（溶血试验试液）	2%血细胞生理盐水混悬液：取新鲜兔血（由心脏或耳静脉取血）适量，用洁净小毛刷迅速搅拌，除去纤维蛋白，用生理盐水反复离心洗涤至上清液无色后，量取沉降的红细胞，加入生理盐水配成2%混悬液，贮存于冰箱内备用（贮存期2~3天）	用时取出使用
	醋酐-浓硫酸试液	甲：醋酐；乙：浓硫酸	样品蒸干溶于甲液，沿管壁小心加入乙液
8. 甾体及三萜类	三氯化锑试液	为三氯化锑饱和的三氯甲烷溶液（取25g三氯化锑，溶于75g三氯甲烷中）	用时滴加
	间二硝基苯（Raymond）试液	取间二硝基苯2g，加乙醇使溶解成100ml	用时滴加
	三氯醋酸试液	三氯醋酸3.3g，溶于10ml三氯甲烷中，加过氧化氢1~2滴	用时滴加
	香草醛-浓硫酸试液	取香草醛0.2g，加硫酸10ml使溶解	用时滴加

成分类型	检识试剂	配制方法	使用方法
	醋酐 - 浓硫酸试液	甲：醋酐；乙：浓硫酸	样品蒸干溶于甲液，沿管壁小心加入乙液
9. 氨基酸、多肽、蛋白质类	茚三酮试液	取茚三酮 2g，加乙醇使溶解成 100ml	用时滴加
	双缩脲试液	甲：1% 硫酸铜溶液 乙：10% 氢氧化钠溶液	临用前等量混合
10. 有机酸类	溴麝香草酚蓝试液	0.1% 溴麝香酚蓝（或溴酚蓝或溴甲酚绿）乙醇液	用时滴加
	吖啶试液	0.005% 吖啶乙醇液	用时滴加
	芳香胺一还原糖试液	苯胺 5g 溶于 50% 乙醇溶液中	用时滴加
11. 酚类	三氯化铁试液	取三氯化铁 9g，加水使溶解成 100ml	用时滴加
	三氯化铁 - 铁氰化钾试液	甲：2% 三氯化铁水溶液 乙：1% 铁氰化钾水溶液	临用前等量混合
12. 鞣质类	氯化钠 - 明胶试液	取明胶 1g 与氯化钠 10g，加水 100ml，置于不超过 60℃ 的水浴上微热使溶解。本液应临用新制	用时滴加
13. 其他类	重铬酸钾一硫酸	5g 重铬酸钾溶于 100ml40% 硫酸	用时滴加
	碘蒸气	将少许碘晶体放入一密闭的容器中，使之充满饱和碘蒸气	将薄层板放入容器中数分钟即显色
	硫酸液	5% 硫酸乙醇液，或 15% 浓硫酸正丁醇液，或浓硫酸 - 乙酸（1：1）	用时滴加
	磷钼酸、硅钨酸或钨酸试液	3%～10% 磷钼酸或硅钨酸或钨酸乙醇液	用时滴加
	碱性高锰酸钾试液	甲：1% 高锰酸钾溶液 乙：5% 碳酸钠溶液	临用前等量混合
	2，4 - 二硝基苯肼试液	取 2，4 - 二硝基苯肼 1.5g，加硫酸溶液（1→2）20ml，溶解后，加水成 100ml，滤过	用时滴加

二、常用有机溶剂的主要物理性质

名称	熔点（℃）	沸点（℃）	相对密度	水中溶解性	毒性
甲醇	-97.7	64.7	0.7913	任意混溶	有毒
乙醇	-117.3	78.5	0.7894	任意混溶	微毒
丙酮	-95.35	56.2	0.7908	任意混溶	微毒
异丙醇	-89.5	82.4	0.7855	任意混溶	微毒
正丁醇	-89.5	117.7	0.8097	9g	低毒
乙酸乙酯	-83.58	77.06	0.9003	8.6g	低毒
乙醚	-116.3	34.6	0.7134	7.5g	有毒
三氯甲烷	-63.6	61.1	1.4832	1g	有毒
四氯化碳	-22.99	76.54	1.5940	0.08g	中毒
苯	5.5	80.1	0.8787	0.08g	剧毒
甲苯	-94.9	110.6	0.8660	0.04g	中毒
石油醚	-73	30~60 60~90 90~120	0.63~0.66	不溶	低毒

注：在水溶中的溶解性是指 15~20℃时 100g 水所能溶解该溶剂的克数。

参考答案

第一章

1. D 2. E 3. E 4. A 5. B 6. E 7. C 8. C 9. E 10. A 11. E 12. E 13. D
14. D 15. A 16. ABCD 17. ABD 18. ABC 19. AB

第二章

1. B 2. A 3. A 4. B 5. E 6. B 7. C 8. E 9. C 10. B 11. D 12. E 13. A
14. C 15. D 16. E 17. B 18. ADE 19. ACDE 20. ABC 21. ABCDE 22. ABCDE

第三章

1. D 2. A 3. C 4. E 5. A 6. E 7. C 8. A 9. D 10. B 11. B 12. B 13. A
14. B 15. A 16. E 17. C 18. D 19. B 20. D 21. A 22. D 23. B 24. C 25. E
26. ABE 27. BCE 28. ADE 29. AB 30. ABCDE

第四章

1. E 2. C 3. D 4. E 5. A 6. B 7. B 8. D 9. B 10. A 11. C 12. B 13. A
14. B 15. D 16. ABCE 17. CDE 18. ABCD 19. ABDE 20. ABE

第五章

1. B 2. E 3. C 4. E 5. B 6. D 7. B 8. C 9. A 10. E 11. D 12. A 13. D
14. B 15. ABE 16. ACDE 17. ACE 18. BDE 19. ABDE 20. ABD

第六章

1. C 2. B 3. A 4. E 5. D 6. E 7. D 8. D 9. A 10. A 11. A 12. D 13. B
14. E 15. C 16. B 17. D 18. ABDE 19. ABCE 20. ACE

第七章

1. A 2. B 3. C 4. B 5. E 6. C 7. A 8. C 9. B 10. A 11. D 12. B 13. A
14. C 15. ACE 16. ABCDE 17. ABD

第八章

1. E 2. B 3. D 4. D 5. A 6. A 7. E 8. C 9. B 10. A 11. D 12. E 13. C
14. A 15. B 16. BCD 17. AC 18. ABC

第九章

1. B 2. D 3. D 4. E 5. C 6. A 7. E 8. B 9. A 10. D 11. B 12. A 13. C
14. E 15. D 16. ABCD 17. ABDE 18. BDE 19. ABC 20. ABCE 21. BE

第十章

1. D 2. E 3. B 4. C 5. A 6. D 7. C 8. E 9. C 10. D 11. C 12. A 13. B
14. D 15. E 16. ABC 17. ABD 18. BCD

第十一章

1. C　2. B　3. A　4. D　5. C　6. E　7. B　8. C　9. D　10. B　11. C　12. B　13. D
14. C　15. ABCDE　16. ABDE　17. AB

参考文献

[1] 国家药典委员会. 中华人民共和国药典 [M]. 一部. 北京：中国医药科技出版社，2020.

[2] 陈有亮，傅强. 药学（士）习题集 [M]. 北京：中国中医药出版社，2020.

[3] 欧绍淑. 中药化学基础 [M]. 北京：中国中医药出版社，2018.

[4] 裴月湖，娄红祥. 天然药物化学 [M]. 7版. 北京：人民卫生出版社，2016.

[5] 刘诗泆，欧绍淑. 天然药物化学基础 [M]. 北京：人民卫生出版社，2015.

[6] 欧绍淑，任重伦. 天然药物化学基础 [M]. 北京：中国医药科技出版社，2015.

[7] 宋少江. 天然药物化学 [M]. 3版. 北京：人民卫生出版社，2013.

[8] 王天玲. 天然药物化学基础 [M]. 2版. 北京：人民卫生出版社，2013.

[9] 庞满坤. 天然药物化学基础 [M]. 北京：中国中医药出版社，2013.

[10] 甘柯林. 天然药物化学基础 [M]. 北京：北京大学出版社，2011.

[11] 吴立军. 天然药物化学 [M]. 6版. 北京：人民卫生出版社，2011.

[12] 匡海学. 中药化学 [M]. 2版. 北京：中国中医药出版社，2011.

[13] 康胜利. 天然药物化学 [M]. 北京：中国人民大学出版社，2009.

[14] 吴立军. 天然药物化学 [M]. 北京：人民卫生出版社，2007.

[15] 徐任生. 天然产物化学 [M]. 2版. 北京：科学出版社，2004.

[16] 杨其菖. 天然药物化学 [M]. 北京：中国医药科技出版社，1996.

[17] 姚新生. 天然药物化学 [M]. 2版. 北京：人民卫生出版社，1995.